教育部人文社会科学研究青年基金项目(10YJC840007)研究成果

社会分层视角下卫生公平性研究

——基于浙江省的实证调查

陈定湾　著

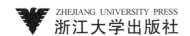

ZHEJIANG UNIVERSITY PRESS
浙江大学出版社

图书在版编目（CIP）数据

社会分层视角下卫生公平性研究：基于浙江省的实证调查 / 陈定湾著. —杭州：浙江大学出版社，2015.9
ISBN 978-7-308-14784-2

Ⅰ. ①社… Ⅱ. ①陈… Ⅲ. ①卫生服务－研究－浙江省 Ⅳ. ①R199.2

中国版本图书馆 CIP 数据核字（2015）第 127517 号

社会分层视角下卫生公平性研究
——基于浙江省的实证调查

陈定湾　著

策划编辑	阮海潮（ruanhc@zju.edu.cn）
责任编辑	冯其华（zupfqh@zju.edu.cn）
责任校对	杨利军
封面设计	项梦怡
出版发行	浙江大学出版社
	（杭州市天目山路 148 号　邮政编码 310007）
	（网址：http://www.zjupress.com）
排　　版	杭州好友排版工作室
印　　刷	杭州日报报业集团盛元印务有限公司
开　　本	710mm×1000mm　1/16
印　　张	11.75
字　　数	200 千
版 印 次	2015 年 9 月第 1 版　2015 年 9 月第 1 次印刷
书　　号	ISBN 978-7-308-14784-2
定　　价	35.00 元

前　言

社会分层历来是社会学研究的热点问题和重要主题之一。社会分层研究的核心一直围绕着社会存在的各种不平等现象,众多学者试图通过实证数据的统计分析,描述社会不平等现象的基本轮廓和分布,揭示社会不平等现象的严重程度,并挖掘导致不平等现象的社会根源。在当今的中国社会,贫富差距大、分配不公平、机会不平等等社会问题日益突出,在医疗、教育、住房、社会保障等民生相关领域,不平等现象随处可见。

健康是人类生存与发展的基本需求和条件,是人类一切活动最重要的价值取向,是重大民生问题,而促进卫生公平是实现社会公平正义的内在要求。但是,目前我国城乡之间、区域之间、阶层之间、代际之间卫生公平性差距仍然巨大,"看病难、看病贵"问题仍然突出。卫生公平性已成为政府、社会和学者所关注和深思的问题。

本书是教育部人文社会科学研究青年基金项目(10YJC840007)"不同社会阶层的卫生公平性研究"的研究成果。本研究综合运用文献评阅、问卷调查和深度访谈等定性与定量结合的方法,采用先理论后实证的研究范式,在理论研究基础上,进行实证数据的统计分析。全书由两部分组成,第一部分是研究的理论基础,是对社会分层理论的文献梳理,系统介绍了不同时期社会分层理论的关注点和研究趋势、社会分层的划分标准、社会分层测量的一般理论和方法、公平理念、卫生公平性内涵、卫生公平性常用测量方法以及社会分层与卫生公平性研究进展。在此基础上,构建了社会分层视角下卫生公平性研究的理论框架,从而为本书主体部分的实证分析提供理论支撑。第二部分是研究的实证部分,利用 2013 年 10 月份在浙江省 3 个典型县(市、区)开展的抽样调查,共获取了来自 1152 户居民的 3241 份有效数据。本研究全面描述了调查对象的家庭社会经济地位和社会分层分布的基本特征;系统比较了我国不同社会分层群体之间的健康公平性、卫生服务利用公平性和医疗保障公平性的差异;深入分析了导致不同社会分层群体之间健康不平等的通道和机制,为社会分层的研究提供了一种新的视角。

本书的出版获得教育部人文社会科学研究项目的资助。在问卷调查过程中得到了浙江中医药大学郑卫军博士、杭州师范大学医学院黄仙红博士、绍兴文理学院邢海燕博士的大力支持,在此表示深深的感谢!

鉴于时间仓促和水平有限,书中疏漏和不妥之处在所难免,真诚希望广大读者批评、指正。

目　　录

第一章　社会分层理论与研究趋势

社会分层是指社会成员、社会群体因社会资源占有不同而产生的层化或差异现象，尤其是指建立在法律、法规基础上的固定化或制度化的社会差异体系。[①] 自社会学产生以来，社会分层研究一直是社会学学科中最为重要的研究领域之一，是我们理解人类与社会最关键的主题。许多社会学理论大师，如斯宾塞、马克思、韦伯、涂尔干、赖特、帕森斯、米尔斯和布迪厄等都涉及这一论题并提出了相关理论。因此，在不同时期，社会分层有不同的关注点和理论取向。

第一节　传统社会分层理论

社会不平等的本质是社会分层研究最重要的议题。在很早的时候，不平等和社会差异的话题就已得到了相当多的关注。在公元前约 800 年，希伯来先知的著作中就能找到一些有关这类话题的最早记录。在阿摩司（Amos）、弥伽（Micah）和以赛亚（Isaiah）等人的著作中，我们都可以看到对有势力的社会成员的强烈谴责[②]。古希腊哲学家柏拉图在《理想国》一书中系统地讨论了不平等的性质和后果。自 17 世纪以来，尤其在 18 世纪，关于社会不平等的本质和起源成为争论更加激烈的话题。

19 世纪中后期，一些比较系统的社会分层理论开始出现，马克思、韦伯和涂尔干是古典时期社会分层理论的三个主要流派。其中，马克思和韦伯有关阶级问题和社会分层的论述对后来社会分层研究的发展产生了决定性的影响，至今仍是划分阶级分析流派的标准。涂尔干有关社会系统和社会分工的著作对后来的社会分层研究也产生了持续且长远的影响，为现代功

---

①　李强. 当代中国社会分层：测量与分析[M]. 北京：北京师范大学出版社，2010：2.

②　Lenski G. Power and Privilege：A Theory of Social Stratification [M]. New York：McGraw-Hill，1966：3.

能主义社会分层理论奠定了基础。

一、马克思的社会分层理论

卡尔·马克思,1818 年出生于德国一个相对富裕的家庭,1841 年在柏林大学取得哲学博士学位。马克思的思想对早期的欧洲社会科学发展影响深远,韦伯和涂尔干也或多或少地构建了他们的理论作为对马克思早期著作的回应。马克思关于社会和社会分层的理论虽然简明,但其内涵是非常复杂的。马克思从一系列基本概念开始构建其社会分层理论,在此基础上经过不断地阐述、修饰和修正使其得以扩展,最终形成了一套复杂的理论。

(一)马克思主义社会分层理论的基础

历史唯物主义观是马克思社会学的基础,要理解马克思主义的社会分层理论,首先有必要了解马克思的历史唯物主义和经济决定论的基本观点。马克思认为,必须要从人类赖以生存的物质条件,也就是从经济基础出发,才能真正理解人类社会。人类社会的其他方面,如政治组织、家庭结构到宗教和意识形态等,均是由物质条件所决定的。马克思的历史唯物主义观与韦伯的分层理论观点正好相反。韦伯认为,文化因素如宗教信仰等对经济结构的形成起着同样重要的作用。

马克思历史唯物主义的另一个特点是从历史发展的角度来观察人类社会,与功能理论强调社会均衡与秩序不同的是,马克思主义理论是动态的,强调社会变迁与社会冲突。按照马克思的社会变迁模型,下层建构的变化会导致上层建筑的解体①,从而出现革命性的社会变迁,使社会进入新的历史阶段,如从封建主义到资本主义。

马克思关于阶级问题的分析和社会不平等形态的讨论都是在历史唯物主义的理论基础上,从社会变迁视角来展开的,他的经济决定论导致了他的社会分层理论只强调了经济方面的区分,而完全忽略了社会分层的其他维度。因此,马克思的社会分层理论是一元的社会分层理论,由于这种经济决定性的理论倾向,该理论受到了后来诸多理论家的批评。

(二)马克思的阶级和阶级冲突论

阶级和阶级冲突是马克思社会分层理论的基本概念,占有极其重要的地位。马克思认为,在私有制社会中,生产资料的占有关系是划分社会阶级

---

① 下层建构是指物质和经济基础,生产资料和生产关系;上层建筑是指政治制度、意识形态和宗教等。

的主要标准,在某一特定的生产方式中,只存在两个主导的阶级:一个阶级是由生产者组成的,是被统治阶级;另一个阶级是由剥削生产者剩余价值的人组成的,是统治阶级。地主和农奴构成了封建社会的两大基本阶级,资产阶级和无产阶级构成了资本主义社会的两个基本阶级。

马克思认为,阶级和阶级冲突是历史进步的推动力。生产资料的拥有者剥削其他阶级。面对这些剥削,当生产方式发生历史性改变时,其他阶级会群起推翻统治阶级并建立有利于自身利益的新社会秩序。正如封建社会的贵族阶级被资产阶级所推翻,马克思认为资产阶级也必将被无产阶级推翻,阶级冲突将会随着共产主义社会中工人阶级国家的建立而消失。但是,马克思没有看到资本主义社会能够发展出福利国家制度来应对阶级冲突。总体而言,尽管在许多细节上不全是正确的,但马克思的社会分层理论对我们现阶段理解人类社会的不平等、阶级和社会分层有很大的价值。

二、韦伯的社会分层理论

作为 19 世纪晚期至 20 世纪初期人类最伟大的社会学家之一,德国人韦伯或许比任何人都有助于我们对社会分层的理解。韦伯关于社会分层的论述,尤其是其发展和延伸的两种思想对现代社会分层理论产生了极大的影响。第一,他拓展了马克思关于社会分层的单一阶级或经济决定论的视角,使其成为包含阶级、地位和权力的多维度视角,为我们理解社会分层的复杂本质提供了有用的工具;第二,韦伯对大型科层制的研究比其他单一观点的社会理论家的研究更有助于我们对现代社会分层中权力与支配本质的理解。

（一）多元社会分层体系

说起韦伯的社会分层理论,人们首先要谈的是他的多元分层的思想。韦伯的多元分层理论,源于《阶级、身份和政党》一书,大体上是这样表述的:韦伯确定了社会分层的三个基本方面或者基本维度,即财富(经济地位)、权力(政治地位)、声望(社会地位)。财富是指全部经济财产的构成,权力是指对他人施加控制和影响的能力,声望则是从他人那里获得良好的评价和社会认可。与马克思的分层思想不同,韦伯认为三者具有相对的独立性,影响是相互的,而不是单维度的一方决定另一方的关系。比如经济权力,韦伯认为任何一种法律秩序的结构都会对经济权力的分配产生影响,因而,并不占有生产资料的政府或官员也可以行使很大的权力。

韦伯的这种社会分层理论取向在美国社会学界特别受欢迎。在 20 世

3

纪 40 年代之后的几十年里,美国社会分层研究者基本上忽视马克思主义的一元阶级划分模式,而采用韦伯的多元社会分层模式。韦伯多元分层理论更突出的意义在于"多元",即区分阶级、阶层和社会地位可以有多重标准。

(二)科层制与权力冲突

韦伯对现代工业社会的特征进行分析时,预见到现代科层组织的兴起以及新的权威形式的产生,这种思想对现代社会分层理论,尤其是有关权力关系和权力冲突的研究有着深远的影响。19 世纪后期,韦伯已经看到国家官僚机构的存在是出于保护其利益集团——主要是强势的资本家的要求,也导致了政府科层组织的扩张。

韦伯区分出三种合法性权威。第一种是法理权威,这种权威依赖于对法律法规的信任,以及对根据这些规则而享有权威的人所发出的命令的信任;第二种是传统权威,依赖于对古老传统神圣性的信念,以及由此而具有合法身份的人行使权威的信任;第三种是魅力权威,建立在个人的神圣性、英雄主义的崇拜基础之上的权威。在这三种类型权威中,韦伯认为法理权威对现代社会的影响最大,而这种权威就建立在科层组织之上。韦伯深信科层这种社会组织远远优于其他类型的组织,充分发展的科层组织与其他组织相比,就好比机器和非机器生产一样。精确、快捷、明确,有连续性、整体性、严谨性、服从性和减少摩擦,韦伯认为这些都是科层组织优越的理由。

韦伯虽然并未把他对科层制的分析与社会分层问题联系起来,但这些观点对于理解社会分层现象尤其是社会冲突现象是极其重要的。后来的社会分层的冲突理论及有关政治权力和经济权力的理论分析,都深受韦伯这部分理论的影响。

(三)身份和身份群体

韦伯对社会分层理论另外一个重要的贡献是提出了与阶级概念不同的身份概念。身份群体是指由受到同样的肯定或否定社会声望评价的人构成的群体。身份群体的基础有三种:生活方式、正式的教育和出身或职业声望。韦伯认为,身份群体与阶级不同,阶级是由经济地位决定的,而身份群体是由社会声望决定的,阶级和身份群体有联系,但并没有必然联系,甚至是对立的,富有和贫穷也可能属于相同的身份群体。身份群体的区分显示了共同的价值观,即建立在行动主体对事物的价值判断、信仰基础上的行动,这种行动的目标并不计较经济上的利益得失,而是价值观判断的结果。

身份群体依靠什么来维持其共同体,并阻止不同身份的人进入其共同体呢?韦伯在《开放与封闭的关系》一文中,提出了"社会封闭"的概念。韦伯本人并未把他的社会封闭概念与社会分层理论联系起来,后来的社会学家如帕金等,对这一概念加以重新阐述和发展,并把它引入阶级分析理论,使之成为社会分层研究中一个极为重要的理论。所谓社会封闭,是指社会群体所采取的一种使自身利益最大化的社会行动,把资源和机会限定在一小部分拥有特别资格的人的范围内,拥有经济、政治权力较多的群体,为了使自己的利益得以最大化,垄断一些重要的资源,以确保只有他们这些人才能享受这些资源。

三、涂尔干的社会分层理论

涂尔干是功能主义思想的奠基人,通过涂尔干我们可以了解形成社会分层功能理论的基本范式。涂尔干本人并没有过多谈论阶级、冲突以及社会分层,但他从社会整体利益出发,强调了社会系统和社会分层的需求。这种视角忽视了阶级分化和阶级利益冲突,涂尔干认识到社会分化、社会不平等及其产生的社会冲突是合理的,也是必需的,他把这些现象解释为不自然和暂时的现象。同时,他认为,当道德秩序在新的工业社会中得到加强时,当稳定的职业体系形成时,这种现象将会减少或消亡。通过涂尔干,我们看到了功能主义社会分层的本质。

作为功能主义社会分层理论的先驱,涂尔干解释了社会分层体系中职业体系的必要性和重要性,这实际上也是在为社会分层辩护。他的主要观点可以概括为以下几点:一是社会分工是必然的,并且随着人类社会的发展,分工体系会越来越复杂;二是在任何社会的分工体系中,总有些工作被视为比其他工作更重要;三是社会上人们的才能、知识、智力、技术水平也各不相同;四是让最有才能的人去负担最重要的工作,让弱者去承担较轻松的工作,这应该是社会分层的基本原则;五是社会分层体系中各种社会角色、职位的配置有一定的比例,不是任意的。

总之,涂尔干认为,在实现社会整合方面,随着社会分工体系的发展,现代职业群体所具备的条件是其他任何一种社会群体所难以比拟的。涂尔干更多地从积极意义上论证社会分层,重视职业分层的积极意义,如果能充分发挥职业群体的社会整合功能,那么因社会转型所带来的社会失范、社会无序和道德沦丧就可以被克服和纠正。这点对中国社会转型期出现的道德滑坡、信用断裂等社会失范现象具有很好的解释意义。

第二节 社会分层的现代理论

第二次世界大战结束后是社会学发展的一个新的时期,同时也是现代社会分层理论的形成时期。现代社会分层理论的各种主要流派,是对古典社会分层理论的继承和重构。传统的马克思主义分层理论演变为新马克思主义分层理论,传统的韦伯分层思想演变为新韦伯主义分层理论,而传统的涂尔干分层思想则演变为新涂尔干主义分层理论。当然,除了以上三种主要流派以外,还有其他一些新的派别。本节就分别对这几种理论流派进行简要介绍。

一、功能主义的社会分层理论

功能主义的社会分层理论有着不同的理论和经验的来源,最早的功能主义理论可以追溯到法国社会学家涂尔干、英国人类学家拉德克利夫·布朗(A. R. Radcliffe Brown)以及布罗尼斯拉夫·马林诺夫斯基(Bronislaw Malinowski)。现代功能主义主要来自第二次世界大战后美国的功能主义分层理论,最具影响的是美国社会学大师帕森斯[①],他继承了涂尔干和沃纳学派的传统,但对于分层他并没有进行实证研究,因而比较抽象。帕森斯认为,社会声望是社会分层的最主要维度,所谓的阶级也是根据声望高低来进行划分的,这也是帕森斯社会声望理论的核心观点。帕森斯功能主义社会分层理论可以概括为以下四个方面:一是在社会分层体系中,一个人的地位和身份是由他人的道德价值观评价决定的;二是判断地位高低的依据是社会共同的价值体系;三是这种共同价值体系是由首要的社会制度和社会机构塑造的,哪种社会制度能够成为首要制度,由其特殊的历史、文化和环境决定;四是实践了这种价值观的人会得到较高地位,并得到较高报酬。

与传统社会分层理论家的观点很不一样,虽然帕森斯也意识到财富和权力的差异,但他认为这是次要的,并认为财富不是一个主要的分层标准,其主要意义在于它是一个成功的符号而已。比如在美国,大学教授可以富

---

① 美国功能主义的开创者,所著丛书 *Yankee City* 从社会生活、身份体系、声望分层、种族群体等角度探讨了社区内部的社会分层、社会不平等和社会流动。在学术史上被认为属于"沃纳学派"。

有也可以不富有,但这不影响其社会地位。帕森斯强调社会分层的声望维度而把经济地位放在次要位置,这种取向受到许多社会分层研究者的强烈批评,他们认为这种取向所导致的结果就是掩盖利益冲突而强化现实社会不平等的合法性。

金斯利·戴维斯(Kingsley Davis)和威柏特·摩尔(Wilbert Moore)是帕森斯的学生,他们发表了功能主义分层理论的最主要论文《分层的原则》。他们认为,决定人们在社会上的位置或地位主要有两个因素:第一,任何一个社会,不同职业、不同岗位的社会功能是不一样的,重要性也不一样,要把最有才能的人吸引到最重要的岗位上去;第二,不同人才的稀缺性也不一样,诸如医生、法官、教授等高级人才十分稀缺,需要漫长、昂贵的训练,也需要有较高智商的人才能够胜任。因此,社会就必须采取某些方式让这些人在物质上和精神上得到较高的报酬,享受较高的社会等级、社会声望和财富收入。因此,他们认为社会不平等就源自于这样的共同价值体系,也坚持认为社会分层和不平等存在的必要性,社会要存在和运行,不平等就不可避免。当然,戴维斯和摩尔的功能分层理论也遭到了冲突理论家的激烈批评①。

在功能分层理论影响下取得的最重要的研究成果是职业声望的研究。在帕森斯的社会声望理论的引领下,大量的社会分层研究者通过大规模的调查和复杂的统计分析技术,开展了众多的职业声望研究,从而使得这一问题的研究成为现代社会分层研究的一个重要内容,甚至一度成为美国社会分层研究的主流。20世纪中期后的几十年间,职业声望测量在社会分层研究领域十分盛行,大批研究者在进行职业声望的测量并进行国际的比较研究,职业声望的测量似乎成为社会学家讨论社会分层的最主要论题。如保罗·哈特(Paul K. Hatt)最早采用NORC②职业声望量表(National Opinion Research Center)进行职业声望的测量,声望分数从擦皮鞋的33分到最高法院大法官的96分。Keiko Nakao和Judith Treas在1989年的研究中采用全国样本对740类职业进行了声望分数的等级排列,发现不同年代的职业声望的高低排列有着惊人的相似性,1989年职业声望高低排列与1963

①　对戴维斯和摩尔的观点进行批评主要涉及以下几个方面:一是认为企图使社会不平等合理化;二是职业社会功能的重要性含糊不清,无法量化;三是与劳动力市场理论相背离;四是缺乏对社会负面功能的分析。

②　Hatt P K. Occupation and Social Stratification[J]. *American Journal of Sociology*,1950,55(6):533-543.

年的相关系数达到了 0.96～0.97。同时,其中也存在一些差异,如 1947 年只有 49％的应答者听说过核物理学家,声望位于第 18 位,而到了 1963 年,则有 90％的应答者听说过核物理学家,声望排在了第 3 位;还有学者发现,不同国家之间的职业声望排列也极为类似,霍奇(Hodge)等人把 1963 年的美国职业声望排名与其他 24 个国家进行了比较,发现与新西兰的相关系数达到了 0.95。自 20 世纪 90 年代以来,中国的社会分层研究者也对中国的职业声望进行了大量的研究[1][2],结果表明,中国的职业声望与西方国家的职业声望亦十分相似。

由于职业声望的测量只能获得少数职业的声望得分,而不能满足社会学家进行社会分层研究的需要,因此,基于职业声望的测量,人们发展并形成了社会经济地位等级测量的理论和方法,其中最具有代表性的是美国社会学家邓肯(Duncan)提出的社会经济地位指数(socioeconomic index),它在后来的社会分层和社会流动领域得到了广泛应用。

尽管功能主义的社会分层理论受到了严厉的批评,但总体而言,该理论对后来的社会分层研究,尤其是美国社会分层研究产生了重要的影响,同时也取得了许多研究成果,有助于我们更全面地认识社会分层现象。

二、新马克思主义分层理论

20 世纪 40 年代末 50 年代初,在社会学界,帕森斯的功能主义思想占据了统治地位。但随着潜伏的社会矛盾逐渐浮出水面,各种各样的社会运动开始兴起,甚至引发社会冲突,并一直持续到 70 年代中后期。在这一时期,马克思主义在西方国家学术界表现出复兴的趋势,涌现出了众多新马克思主义的代表人物和理论,包括拉尔夫·达伦多夫(Ralf Dahrendorf)的社会分层和社会冲突理论、伊曼纽尔·沃勒斯坦(Immanuel Wallerstein)的世界体系论、哈里·布雷弗曼(Harry Braverman)及"法兰克福学派"的赫伯特·马尔库塞(Herbert Marcuse)提出的关于工人阶级变迁的理论、尼科斯·普兰查斯(Nicos Poulantzas)的阶级理论,以及埃里克·赖特(Erik O. Wright)提出的新马克思主义分层理论和阶级划分框架及方法。

(一)新马克思主义与中产阶级

传统的马克思主义分层理论受到的最大挑战就是中产阶级的兴起和壮

---

① 李春玲. 当代中国社会的声望分层——职业声望与社会经济地位的指数测量[J]. 社会学研究,2005(2):74-102.

② 许欣欣. 从职业评价与择业取向看中国社会结构变迁[J]. 社会学研究,2000(3):67-85.

大,因此,新马克思主义者对传统马克思主义分层理论的修正就是有关中产阶级的各种论述,相关的社会分层研究大多也是围绕中产阶级这一主题展开的。在新马克思主义流派内部,对于中产阶级这一主题也有不同的看法,并形成了激烈的争论,这些不同观点也构成了新马克思主义分层研究的主要内容。

马丁·尼古拉斯(Martin Nicolaus)提出了"新中产阶级"一词,由于股份制公司和规模化生产的兴起,直接从事商品生产的工作越来越少,资产阶级与工人阶级的关系性质也发生了改变,并出现了一类新的人群,如秘书、文职、销售、律师等,他们不拥有资本,也不创造剩余价值,但他们有助于资本主义生产过程的维持而分享剩余价值。因此,尼古拉斯认为,新中产阶级就是一个消费剩余价值但并不生产剩余价值的阶级,因此新中产阶级是一个"剩余阶级"(surplus class)。

哈里·布雷弗曼认为中产阶级仍然属于工人阶级,因为他们也是受雇佣的领取报酬的劳动者,并进一步指出部分中产阶级正处于无产阶级化过程中,认为现代科学管理方式的兴起和新科技革命的潮流,使劳动两极分化的倾向越来越严重,越来越多的技术工人被"去技能化"和"无产阶级化",同时,也制造了一大批失业者、半失业者。与之相反,尼科斯·普兰查斯提出的阶级理论则认为新中产阶级的绝大多数成员已经从工人阶级队伍中脱离,因为没有受到剥削,不能再算是工人阶级,并称之为"新的小资产阶级"。他赞同马克思以是否占有生产资料来划分阶级,但同时他也指出,仅仅依据经济地位不足以划分所有的社会阶级,还应该考虑政治和意识形态指标,并把管理者和技术专家与工人阶级区分开来。

（二）赖特的阶级分类理论与模型

赖特在对新马克思主义流派观点的全面分析和批判的基础上,在1985年出版的《阶级》一书中提出了"矛盾阶级地位论"。赖特提出三种控制权作为区分阶级位置的标准,分别是对金钱资本、物质资本和劳动的控制权。从这三种标准看,资产阶级、资本家和工人阶级分别是完全拥有和完全不拥有控制权,其阶级地位是清楚的,没有矛盾。但同时,也有很多职业如经理人、专业技术人员处于全部控制和没有控制之间,赖特称之为部分控制和微量控制。而这部分人被认为处于矛盾的地位,赖特认为,他们之所以是矛盾的阶级,是因为他们同时具有两个不同阶级的关系特征,结果就是他们和两个不同的阶级共享了相同的阶级利益,但同时也不同于任何一个阶级利益的自我利益。[①] 在此基础上,赖特提出了"当代资本主义阶级结构"(参见图 1-1)。

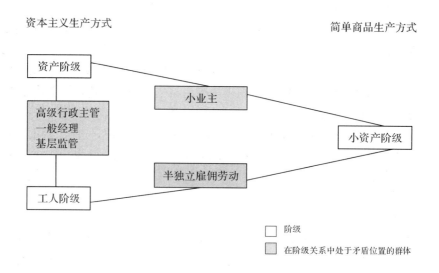

图 1-1　当代资本主义阶级结构图[②]

在提出矛盾阶级地位论的基础上,赖特又进一步构建了阶级分析的一般框架,提出了多元剥削理论和阶级分类模型,大大发展了矛盾阶级地位的模型。剥削是马克思主义的核心概念,赖特认为,剥削是一个阶级的劳动成果被另一个阶级经济压迫性的无偿占有,阶级的基础或剥削的根源在于对资源、资产、劳动力和技术的控制,因此他认为由资本资产、组织资产和技术资产而产生三种剥削关系。

赖特的理论观点在社会学界产生了巨大的影响,其重要贡献在于使得马克思主义分层理论更加切合当代社会现状。世界各国的社会学家都根据赖特的中产阶级划分方法进行中产阶级调查和国际比较研究,虽然赖特对工人阶级的划分界定也遭到了一些质疑,但按照他的阶级分类模式所确定的美国工人阶级所占比例为 46%,这一比例被大多数人所接受。赖特这种多维度分层方法使得马克思主义的阶级划分和韦伯主义的阶级划分越来越接近,从而导致冲突理论和功能理论的日益融合。

① 戴维·格伦斯基.社会分层[M].王俊,译.北京:华夏出版社,2005:89.
② 李强.中国社会分层十讲[M].北京:社会科学文献出版社,2008:194.

在美国国家科学基金会等的资助下,赖特的另一个突出贡献是运用经验调查数据来验证自己十分抽象的理论,从而发展了一套系统且可操作化的阶级分析工具和方法。在赖特的引领和推动之下,其他各国的社会学家采用赖特的阶级分类模型,进行了当代阶级结构的国际比较研究,在社会分层研究领域兴起了阶级分析研究的高潮。

三、新韦伯主义分层理论

在新马克思主义分层理论兴起的同时,有一批社会学家开始深入研究韦伯的社会分层理论,并发展起一系统的新韦伯主义分层理论。新韦伯主义的研究阵营十分强大,理论思想极其丰富,主要有安东尼·吉登斯(Anthony Giddens)的阶级结构化理论、弗兰克·帕金(Frank Parkin)的社会封闭理论、大卫·洛克伍德(David Lockwood)的职员地位理论以及戈德索普(John Goldthorpe)的阶级理论。

(一)吉登斯的阶级结构化理论

吉登斯是当代社会学界的一位理论大师,在社会分层方面的主要著作是其1973年出版的《发达社会的阶级结构》。在该书中,他发展了韦伯的阶级概念并提出了阶级结构化理论,这一理论也成为新韦伯主义分层理论的一个重要部分。

吉登斯提出的市场能力(market capacity)概念最能体现新韦伯主义立场。他认为,对于雇主来说,劳动者并非是单向受控的,其所拥有的生产工具和劳动力财产正是雇主所需要的,都可以在市场的博弈中起到作用。由此,吉登斯提出了"市场能力"概念,在他看来,马克思过于强调生产劳动的低水平,而没有认识到"市场能力"并不是直接来自财产所有权。在市场中,劳动者等待售卖的劳动力就是一种特殊的财产,与生产资料所有权处于平等竞争的关系,两者不存在谁控制谁的问题,而是取决于谁是稀缺资源。如果生产资料是稀缺资源,那么资本家处于有利地位;反之,则是劳动者处于有利地位。从这一点来讲,吉登斯充分表现了他韦伯主义保守立场的特点,与冲突论不同,他认为市场的阶级地位就是平等的阶级地位,是平等竞争的双方。这种缓解阶级矛盾的观点显然有其重要的价值。

吉登斯提出,有三种重要的市场能力,分别是生产资料财产的占有、教育或技术资格的占有和体力劳动力的占有,由此产生资本主义社会的三个基本阶级:上层资产阶级,拥有生产资料;中产阶级,拥有教育和技术资格;下层阶级或工人阶级,拥有体力劳动力。

阶级关系的结构化是吉登斯阶级理论的另一个重要内容,对他后来关于整个社会构成的理论有着重要的影响。吉登斯认为,在三种市场能力到三个阶级形成之间,还有一个过程,对于这个过程,称之为"阶级结构化"(class structuration)。结构化有两种,一种是"阶级关系的间接结构化",另一种是"阶级关系的直接结构化"。吉登斯认为,间接结构化过程主要是由社会流动机会来控制的,与市场能力相关联的社会流动封闭程度越高(包括代际流动),就越有助于一致性的阶级的形成。而直接结构化是指在基本阶级结构基础上进一步强化各阶级的特征和阶级之间关系的过程,包括相互关联的三个因素:企业内部劳动分工、企业内部权力关系和分配群体的作用。劳动分工创造了同质的群体,是阶级关系团结的基础,同样也是分裂的根源;权力关系可以将管理人员和体力劳动者分离开来,形成不同的阶级;群体分配是指社区聚集引起的消费方式和生活方式的认同。阶级关系的直接结构化和间接结构化过程就是阶级结构化的过程,两者的相互作用,决定了阶级结构化的程度,以及阶级内部的一致性程度和它采取集体行动的可能性大小。

(二)帕金的社会封闭理论

弗兰克·帕金是新韦伯主义分层理论的重要代表,他的贡献主要在于理论方面。他挖掘并阐述了新韦伯主义分层理论的社会封闭概念,这一概念在后来的社会分层研究中被广泛地加以应用。社会封闭和社会排他理论是帕金社会分层理论的主要概念,思想来源于韦伯——韦伯认为社会封闭和社会排他实际上是一部分社会群体,为了使自己的利益得以最大化,垄断了一些社会和经济的机会。

帕金认为,社会排他的一个突出特征是具有合法性,任何一种社会分层制度都存在社会封闭和社会排他。他扩展了马克思的剥削概念,认为剥削不仅仅是资本对剩余价值的占有,任何一种社会排他都可以定义为剥削。帕金进一步分析了社会封闭的特点,他认为,从表面上看,社会是开放的,圈子成员的条件对每个人都是开放的。现代资本主义设计了两种排他制度,从而维护了资产阶级的利益。第一种是财产制度,通过收益报酬和物权法等法律制度,使得不占有生产资料的群体被排除在外;第二种是专业和技术资格,与财产制度同样具有重要意义,可以决定谁可以进入这些职位。帕金还提出社会封闭与阶级再生产之间的关系,他认为社会封闭也是阶级再生产的一种途径,在任何社会制度下,处于社会优势地位的人都会希望他们的子女也能保持同样的地位,并由此分析了社会流动的机制、特点以及对社会的影响。

对社会流动作出详细分析后，帕金提出了"社会文化缓冲带"（social cultural buffer zone）理论，他认为，在中产阶级和工人阶级之间存在一个社会文化缓冲带，这个缓冲带是由大量的较低层次的白领职业群体构成的，大多数社会流动围绕这个缓冲带进行，而社会最上层和最下层之间的流动极为少见，由于两层次之间距离太远，因此流动困难。社会文化缓冲带具有重要的社会稳定功能，有了这个缓冲带，社会流动就不会引发明显的社会不适应问题，同时阶级之间的流动还可以带来文化的融合。可以说，帕金的社会文化缓冲带理论是在解释为什么西方国家大量的社会分层向下流动并没有产生危及整个社会体制的严重后果。

（三）戈德索普的阶级划分原则和阶级分类框架

戈德索普是研究社会分层和社会流动的大师，其理论研究和实证研究都很深厚。自 20 世纪 70 年代初，他就开始有关社会流动的研究。在 1980 年出版并于 1987 年修订的《现代英国的社会流动与社会结构》一书中，戈德索普提出了代表新韦伯主义分层理论的阶级分类框架图，该框架图依据洛克伍德①的市场地位、工作地位的理论，把职业分类转化为七个阶级，他采用该框架探索了英国的分层结构和社会流动。戈德索普的阶级分类框架在英国及其他发达工业国家的社会结构经验研究中被广泛采纳，在他提出这个阶级分类框架后的 20 多年里，许多国家的社会学家运用这一分类框架进行各自的阶级分类和分析，还有一些在比较了戈德索普和赖特两人的阶级分类框架图后，认为戈德索普的阶级分类框架更加适合于分析当代社会的阶级结构。但同时，戈德索普的分层理论也受到来自新马克思主义、女权主义等学者的攻击和批评。笔者将在"社会分层的划分标准和测量"一章中详细阐述戈德索普的观点。

四、新涂尔干主义分层理论

近年来，国际上出现了一批注重从社会分工和社会整合角度来探讨社会分层的理论，我们称之为"新涂尔干主义"。这一分层理论的代表人物有大卫·格伦斯基（David B. Grusky）与加斯帕·索伦森（Jesper B. Sorensen）。

---

①　洛克伍德是英国社会分层研究的代表人物之一，曾与戈德索普合作完成巨著《阶级结构中的富裕工人》，其主要贡献是提出职员地位理论，分别从职员的市场地位、工作地位和身份地位区分阶级地位。

涂尔干关于分层的中心概念是社会整合和职业共同体,新涂尔干主义也沿用了涂尔干的核心概念。在阶级问题上历来有两个流派:一方是主张阶级分析,另一方是反对阶级分析。近年来,反对阶级分析,认为阶级消亡的观点逐渐占据上风。正是在这样的关于阶级分析是否失去意义的理论争论背景下,格伦斯基和索伦森独树一帜,在《美国社会学季刊》上撰文提出了要在阶级分析和反对阶级分析之间找到第三条出路,他们设计了一种新的阶级分析模式,期望以此来"挽救阶级分析"。他们试图把"大阶级"下降到社会分工体系中的职业群体来进行分析,因此重新回到涂尔干"职业共同体"的分析视角。

格伦斯基和索伦森在总结思考对于阶级分析的各种评论后,认为以阶级为基础的组织将会越来越可能失去其以往的能量,而涂尔干所强调的职业群体则越来越明显。在当代社会,基于职业的分类,通过社会封闭机制形成了各种职业群体,比如非常现实的社会封闭机制就是专业协会和技术协会,这些联合体代表了职业群体的共同利益,从而使这些职业群体转化为具有共同利益的社会政治联合体,并且发挥越来越重要的作用。因此,以格伦斯基和索伦森为代表的新涂尔干主义者认为,应该根据职业群体来划分阶级。

在职业群体的层次上,集体行动的目的是保护其群体利益,职业群体的集体行动一般存在三种类型:一是通过社会封闭机制限制下层的人进入该职业位置;二是群体内部是劳动分工功能位置的竞争;三是对待上层,从国家和雇主那里获得职业特殊利益。格伦斯基这种将大的阶级分化为小的职业群体的分析模式,也意味着抛弃了那种以阶级为基础的大的历史理论,采取了一种知识分子的温和模式。

第三节　社会分层理论的新流派

自 20 世纪 90 年代后期以来,社会分层研究进入一个新的时期,在这一时期,社会分层研究的理论取向和关注重点发生了一些转变。社会分层理论研究似乎已不再是社会学研究中的一个热点和重点问题,一些以前从事社会分层研究的学者转向了其他研究领域,对阶级概念的理解和应用也发生了转变,如从经济含义的阶级概念转向文化含义的阶级概念,布迪厄的区隔理论就是其中一个代表。除此之外,新自由主义的发展和经济全球化的演变也促进了一些新的社会分层观点的涌现,这里统称为社会分层理论的新流派。

一、布迪厄文化分层理论

皮埃尔·布迪厄(Pierre Bourdieu)是少数几个最具有影响力的社会学大师之一,对社会分层理论也有突出的贡献。如果说马克思和韦伯分别奠定了两个最重要的社会分层理论的话,与其他追随者不同,布迪厄则是开创了一个有别于马克思主义和韦伯主义的新的社会分层理论。

布迪厄社会分层思想的突出特征是强调文化、生活方式、品味、惯习[①]等非物质条件在区分社会地位差异上的重大意义。在其代表作《区隔——关于品味判断的社会评判》中,他深刻描绘了文化和生活方式的差异所展现出来的阶级差异,开创了从文化视野下研究社会阶级的新思想。虽然布迪厄并不否认社会各阶级在经济和财产方面的差异,但更强调文化差异的关键作用。从理论体系上看,布迪厄分层理论融合了马克思主义和韦伯主义理论。

布迪厄认为所占有的资本总量是区分社会各阶级的标准。这里的资本总量指的是实际可以使用的资源和权力,由经济资本、文化资本和社会资本组成,这里的经济资本与传统观点没什么差异,他的创新观点是文化资本和社会资本等非物质形态的资本,尤其是强调文化资本的作用。布迪厄在《教育、社会和文化的再生产》中提出的文化资本概念主要涉及教育不平等和社会阶级之间的关系,后来在《区隔——关于品味判断的社会评判》中把这一概念扩展到学历、文化品味、语言表达、行为举止、礼仪方式等方面,布迪厄的研究设计了一些测量指标[②],把文化资本加以操作化。社会资本是指一个人所拥有的人际关系网络,也就是当今社会所流行的人脉资源。

在此之前的阶级分析理论中,文化现象通常是被看成次要的或者由物质条件所决定的附带因素,但布迪厄提出了文化资本的概念并把文化置于最重要的地位,把文化资本整合进他对社会结构的理解中,从而构建了独特

[①]　惯习是布迪厄分层理论中一个很重要的概念,其不同于一般的习惯。惯习是一种倾向的系统,这种倾向系统来自通过个人的社会化而实现的社会结构的内化,也通过指导人们的实践再生产着社会结构。从通俗意义上讲,惯习表现为同一阶级中的成员具有相似的行为模式和品味,并将这种行为方式和品味系统化和内在化的过程。

[②]　文化测量指标主要涉及生活方式和消费偏好,比如购买书籍、音乐等文化消费,服装、饮食等日常消费,人格品质和道德取向,参与高雅文化活动和对文化的理解等。

的以文化为取向的社会阶级分析理论。布迪厄的研究让人们认识到阶级的差异、阶级冲突不仅仅表现在政治领域、经济领域，同样也表现在阶级成员的生活方式、生活空间、惯习和品味之中，阶级成员的惯习和品味方面的差异和冲突是阶级差异和冲突在文化资本领域的重要表现。布迪厄的研究大大拓宽了社会分层研究的领域，产生了极大的影响，之后有大批研究者追随布迪厄的研究模式，采用文化资本研究中产阶级、消费行为和生活方式、教育获得、阶级地位再生产等热点问题。

二、新自由主义的社会分层理论

新自由主义并不是来自传统的社会分层理论，而是社会学和经济学交融的产物。新自由主义（Neoliberalism），又称新右翼理论，是以19世纪的自由主义为基础的，是英国现代资产阶级政治思想的主要派别。它主张在新的历史时期维护资产阶级个人自由，调解社会矛盾，维护资本主义制度。

在社会分层理论界，关于新自由主义的代表性著作是英国社会学家桑德斯的《社会阶级与分层》和《不均等但是公平吗？——英国阶级障碍之研究》。桑德斯理论的出发点与传统的功能主义极为相似，他认为不均等现象在任何社会中都是长期存在的，社会分层和收入差异可以促进人们更努力地工作，因此，他十分赞同功能主义者戴维斯、摩尔的理论。但是与功能主义不同，桑德斯认为社会不均等的特点并不是不可避免，社会也可以选择均等化的做法，但只会损害社会效率。

桑德斯的另一个重要观点是关于平等和公正的论述，在理论体系上他师承经济学家哈耶克等人的思想，区分了三种平等：一是法律、法规和程序平等，对于一个人的判断，主要依据他的行动而不是出身；二是机会平等，在竞争中，每个人的机会是平等的，素质和能力决定其成功的概率；三是结果平等，即绝对的平均主义。在这三种平等中，桑德斯认为可以接受第一和第二种平等，反对结果平等。受到哈耶克思想的影响，他认为结果平等实际上损害了机会平等和法律平等。比如让每个工人都能得到同样的收入，对于兢兢业业工作的人是不公平的，可以说平均是最大的不公。

桑德斯认为，之所以为社会不平等辩护是因为它能促进经济增长，通过允许和鼓励个体追求自身利益，可以促进社会整体的利益，企业家成功积累个人财富的同时也增加了社会整体的财富。但这种为社会不平等辩护的观点很容易受到主张社会公正的学者的批评。

三、基于经济全球化视角的当代阶层理论

经济全球化(economic globalization)是指世界经济活动超越国界,通过对外贸易、资本流动、技术转移、提供服务、相互依存、相互联系而形成的全球范围的有机经济整体,是商品、技术、信息、服务、货币、人员等生产要素跨国跨地区的流动。经济全球化是当代世界经济的重要特征之一,也是世界经济发展的重要趋势。由于存在地区、城乡和行业间的不平等分布,经济全球化会从经济、政治和文化等方面深刻地影响不同的民族、国家,甚至会造成一些国家内部社会结构发生巨大的变化。通过这种传递机制,传统的社会阶层形态必然会发生相应的变化,或在原有阶层的基础上发生相互流动,或出现一些新的阶层。

英国学者莱斯利·斯克莱尔(Leslie Sklair)认为,在经济全球化的过程中,新出现的跨国资本家阶层是实施这一系列全球化措施的主要力量,同时也是创建全球资本主义体系的领导力量。"由于全球化进程正在改变资本家阶层的组织结构,因此,除了研究不同国家中的资本阶层外,还得考虑一个跨国资本家阶层出现的可能。""这个新出现的阶层便是跨国资本家阶层,包括公司经理、有全球化意识的政府官员、政客和专家,以及推崇消费主义经济理论的精英们。"持类似观点的还有威廉·罗宾逊和杰里·哈里斯,他们在《正在形成的全球统治阶级:全球化与跨国资本家阶级》一文中指出,一个跨国资本家阶级已出现,它是全世界资产阶级中的一部分,代表着跨国资本,即跨国公司和跨国私人金融机构这些世界主要生产资料的拥有者。

另外,沃勒斯坦在理论体系上虽然属于新马克思主义派别,但他的世界体系论更多是从全世界的范围内做出的。关于社会分工,马克思所说的分工指的是一个国家或一个区域之内的分工,而沃勒斯坦讲的是跨区域和跨国的分工。他认为资本主义世界经济体是以世界范围的劳动分工为基础而建立的,世界经济体的不同区域承担不同的经济角色,发展出不同的社会结构,因此使用各异的劳动控制方式,从世界经济体系的运转中获利也就不平等。沃勒斯坦把世界分成三类区域,三类区域的分工是一种全球范围内的生产关系结构,将生产关系拓展到世界范围,开拓了区域之间和全球布局中的生产关系研究。沃勒斯坦认为,"转移剩余价值的链条频频超越了国家的边界"。虽然在那个时期,经济全球化尚处于萌芽阶段,沃勒斯坦的世界体系论为全球化趋势下的社会分层研究提供了很好的分析思路和视角。

虽然经济全球化有可能形成了一些新的阶层,但从目前来看,这些新的

阶层或许只是原有的社会阶层赋予了跨国性这一新的特点。也就是说，跨国资本家只是原有资本家活动范围从一国扩展到其他国家，并没有脱离马克思所划分的资产阶级范围，而其他的一些涉外工作人员作为某一阶级或阶层的成员地位并没有发生本质的变化。

第四节　社会分层研究的趋势及在中国的运用

社会分层是社会结构中最主要的现象，是社会学理论和研究的重要领域之一。在上文中，笔者就马克思主义、韦伯主义和涂尔干主义为代表的几种社会分层理论模式和分析框架进行了简要回顾和评述。可以说，社会分层研究几乎涉及我们社会生活的各个领域，其研究成果除了对宏观层面的社会问题（如社会冲突、社会结构等）进行理论分析外，更广泛的是针对微观层面的社会现象进行实证研究。

一、社会分层研究的主题

尽管社会分层研究的论题越来越多样化，但绝大多数研究者所关注的核心问题是当今社会存在的各种形式的不平等。格伦斯基对此所做的总结是：当代分层研究的任务就是描述不平等的基本轮廓和它在社会各阶层的分布，并解释为什么在推崇现代平等主义，强调公平、正义、价值观的同时，社会不平等现象仍然持续存在。在当今社会，各种各样的价值舆论和社会政策在致力于消除社会经济的不平等，缩小贫富差距，但贫困和社会不平等现象仍然随处可见。当代的社会分层研究者们试图采用实证调查的资料和现代统计分析技术，弄清楚以下三个方面的问题：第一是存在哪些方面的社会不平等，比如教育、住房、医疗、交通、营养、文化等；第二是各种社会不平等严重到何种程度；第三是导致社会不平等现象的根源是什么。

各种资源（财富、地位和权力等）在人群中的不平等分配构成了现代社会分层系统的基础。传统的社会分层理论家主要强调的是经济资源、政治资源、声望资源和人脉资源等方面的不平等，而当代研究者对于被不平等分配的资源的研究和认识更为深入，也更为全面，还注意到了在文化资源、社会资源和公民资源等方面的不平等。

从社会分层研究的具体主题来看，部分学者专注于某一方面资源的分配情况，也有些学者如哈拉伯（Halaby）和韦克利姆（Weakliem）及兰德克尔

(Landecker)等,从多维的视角来描述和解释多种资源的分配。不过,大部分当代社会分层研究者还是采用了传统的分析框架,即根据资源的拥有和控制情况,把社会成员区分为不同的阶级,以此来把握社会分层系统的特征。许多学者在致力于发展各种形式的社会分层理论及其实证运用,尤其在 20 世纪 80 年代和 90 年代上半期,依据新马克思主义和新韦伯主义的阶级分类体系进行大规模的国际比较研究,成为社会分层研究领域中最热门的话题。但近年来,学者们对阶级分类体系不再那么热衷,社会分层研究的目标被简化为描述社会阶级或阶层结构以及这些阶级或阶层产生或持续的过程。格伦斯基认为要重点关注的是以下六个主题。一是社会分层的方式和来源,即研究人类社会最主要存在哪几种方式的不平等? 这些不平等是否可以消除或避免? 二是当代社会分层的结构,即导致当代社会结构最主要的社会区隔在哪里? 随着时间的推移,这些社会区隔是增强了还是减弱了? 三是社会分层的形成过程,即社会流动是如何进行的? 职业地位和社会声望的获得在多大程度上是由智商、勤奋、教育、父母地位、社会资本和个人机遇所决定的? 四是社会分层的后果,阶级位置是否影响了人们的生活方式、态度、压力和行为,以及医疗资源方面的不平等? 五是先赋因素的作用,即什么类型的国家政策有利于延续或改变种族、民族和性别歧视? 这些歧视向现代社会的过渡是强化了还是弱化了? 六是未来的社会分层,即未来的社会分层体系是否会采取完全不同的形式? 社会阶级这一概念在后现代社会分层时是否还是一个有用的工具?

二、中国社会分层研究

社会分层也是近年来中国社会学界关注的主要研究领域。改革开放 30 多年来,中国社会结构发生了重大变迁,随着贫富差距的分化、权力资源的膨胀和社会群体性事件的频发,中国社会分化和社会分层已经成为激化社会矛盾的重要原因。自 20 世纪 90 年代以来,我国有关社会分层的著作和论文显著增多。纵观中国社会分层的研究,特别是实证研究的成果,大致有如下特点:一是研究主题极为丰富,几乎涵盖了社会分层理论发展的所有方面,国际社会学中有关社会分层的不同理论观点和模式,在中国社会分层研究中均有所表现。例如,关于阶级地位和阶级关系的研究、转型社会精英替代模式及分层机制变化的研究、阶级阶层与利益结构的研究、职业声望和社会地位认同的研究、职业流动模型以及大量有关农民流动的研究。二是理论视角模糊,在中国社会学界社会分层研究的理论逻辑上,众多的研究存

19

在明显的缺陷,人们更多地去分析没有被研究过的社会分层现象,而较少考虑在理论上能够提供什么新的解释。由于理论视角上的模糊,导致在一项研究中或同类研究中理论概念使用随意、概念系统不一致,甚至逻辑混乱。三是研究和分析方法有待改进,社会分层和社会流动研究与统计分析技术有着密不可分的联系。大多数中国社会分层的研究在统计分析方法上存在着严重的不足。没有研究和分析方法上的改进或发展,中国社会分层的研究有可能受到很大损害。

要展望中国社会分层研究的趋势,首先需要分析中国社会分层结构未来的走势。根据李强教授的观点,中国社会分层结构的变迁将会有以下几个方面的重要趋势,社会学者可以对其进行深入的研究。

第一,社会阶层结构定型化。改革开放30多年,中国社会阶层结构已经出现趋于稳定的特征,阶层之间的区隔逐渐形成,社会阶层流动率明显下降,阶层内部的认同得到强化,因此,学者们更关注层化模式的研究。

第二,贫富差距还在扩大。财富分配不均、收入分配不公仍将是研究的热点,我们应该更关注贫富分化带来的社会后果,研究贫富分化引发社会不稳定,以及导致群体性事件的作用机制,从而促进和谐社会的建设。

第三,中间阶层迅速发展。处于中间阶层的人数逐年增多,在今后数十年内是中国中间阶层发展比较快的时期,但中国并没有真正意义上的统一的中间阶层,中间阶层各群体在经济利益、生活方式和文化程度方面的差异性要大于一致性。因此,在中国,对于中间阶层内部群体的研究将会成为新的热点。

第四,由于社会的分化,贫困人群和弱势群体的问题将越来越突出,因此,对于涉及贫困人群和弱势群体的民生问题,如医疗、教育和住房等民生问题和社会保障问题需要广大社会学研究同仁的重点关注。

第二章　社会分层的划分标准和测量

社会分层的划分标准和测量,是社会分层实证研究的重要基础,古今中外,有一大批社会学者专门从事这一领域的研究。资料处理和统计方法的不断扩展,极大地推动了社会科学界的量化研究,通过社会分层的测量和量化分析,可以获得社会各阶层的构成和力量对比,并准确描述不同社会阶层的社会特征和整体形态。要评判和测量一个人的社会分层,首先要认识到衡量社会分层的维度有很多,有经济资源、政治资源、权力资源、职业声望、文化品味等,不同社会学家对社会分层的理论解释和观点各不相同,甚至针锋相对。这也决定了社会分层的划分标准和测量必然难以形成统一的观点,本章就对社会分层的划分标准和测量方法作一简要的介绍。

第一节　社会分层的划分标准——社会资源

不同的社会分层理论家有着不同的研究视角,由此形成了社会分层划分的多种标准。社会分层从本质上讲是社会资源在各群体中的分布,因此,占有社会资源的类型和水平也常常成为社会分层划分的依据。但社会资源的内容是很广泛的,种类众多。相较而言,以下几种资源最为重要,分别是生产资料资源、收入资源、政治资源、职业资源、文化资源、社会资源、声望资源、公民权力资源以及人力资源。社会学大师格伦斯基曾提出七种资源的划分①,中国社会学家李强总结了社会分层的十种标准②,本节就社会资源作一简要概述。

①　Grusky D B. Social Stratification: Class, Race, and Gender in Sociological Perspective [M]. Boulder: Westview Press, Inc. ed. 2001: 4.

②　李强. 中国社会分层十讲[M]. 北京:社会科学文献出版社,2008:12-22.

一、生产资料资源

生产资料资源是指劳动者进行生产时所需要使用的资源或工具,包括土地、厂房、机械设备、工具、原料等。传统的马克思主义分层理论把对生产资料的占有或剥削与被剥削作为划分社会阶层的唯一标准。马克思认为,阶级对立和社会冲突的实质是生产付出与占有剩余价值、剩余劳动的问题。而决定是剩余价值的付出者还是剩余价值的占有者的关键在于对生产资料的所有权。马克思主义分层理论的意义在于它可以解释各冲突群体、各阶级之间的斗争。

二、收入资源

收入资源也被认为是经济资源的一种。按照收入标准,低收入者构成下层阶层和弱势群体,中等收入者为中间阶层和中产阶层,而高收入者构成社会上层阶层。以收入为划分社会阶层的标准虽没有得到很强的理论支撑,但在当今社会却一直被广泛采用。从收入水平看,人们更倾向于用收入差距来反映整个社会分层的状态,来表现阶级对立和社会冲突的水平。但是,尤其在中国,对于收入的调查十分困难,收入有公开收入和隐蔽收入,个人收入和家庭收入,工资收入和投资收入,甚至还有非法收入、灰色收入等。因此,在研究收入水平时有必要设计一些相关指标对收入的准确性进行测定,如消费能力、住房条件、贵重物品的拥有量等。

三、政治资源

根据韦伯主义分层理论,政治资源是社会资源极为重要的组成部分,由此韦伯被看作是政治权力分层的较早提出者。其他新韦伯主义分层理论的拥护者如普兰查斯等也提出了按照政治权力分层的理论,代表人物达伦多夫甚至认为,政治(权力)资源是社会分层中最重要的资源形式,它决定了其他资源分配的不平等。可见,政治资源在社会分层中的地位和作用有很好的理论基础。在现实社会中,尤其是在中国社会,从古至今,权力之大小、职位之高低一直是社会地位的重要标志,政治和权力资源所能够发挥的作用常常超过了财富和收入。但是,权力一旦出现滥用,便会成为引起社会冲突和群体性事件的导火索。

四、职业资源

从职业资源的角度解释社会分层的当首推法国社会学大师涂尔干,他从社会分工的角度辨析了社会分层的必要性,剖析了职业地位高低的原因。美国社会学家彼得·布劳和奥蒂斯·邓肯在他们的专著《美国职业结构》中提出了以职业地位为标准的阶级分层模式,并提出了著名的社会经济地位指数。此外,根据职业划分社会阶层的社会学家还有很多,新韦伯主义者戈德索普也属于按职业分层的理论家。中国社会科学院陆学艺教授主编的《当代中国社会阶层研究报告》提出的当代中国社会"十大阶层"和中国人民大学李路路教授提出的"以权力和工作自主性为核心构建起来的"划分标准①,均是以职业分层为基础的。

五、文化资源

上文已经提到,文化分层理论的突出代表是法国社会学家布迪厄,他在《区隔——关于品味判断的社会评价》中研究了不同阶层的生活方式与文化,探讨了阶级文化与"惯习"的关系。此外,保罗·迪马吉欧(Paul Dimaggio)等也是研究文化分层的重要理论家。对于中国社会来说,文化分层有着悠久的历史。古代上流社会、士绅阶级书写和使用的是文言文,而普通百姓使用的是白话文,因此,语言上已经形成了两个世界。现今社会的富裕群体中,炫富之风、奢靡之风屡见不鲜,甚至愈演愈烈。可见,虽然从经济资源看,其属于上层阶级,但从品味和文化角度看,甚至不如下层阶级。

六、社会资源(社会关系资源)

社会资源(社会关系资源),在当今社会,也有人称之为人脉资源。中国人自古就重视社会关系,如亲属关系、同学关系、同事关系、朋友关系,但缺乏很好的理论构建和理论总结,反而是西方学者提出了系统的社会关系理论。从理论脉络来看,在社会分层中最早重视社会关系资源的有沃纳等。他们在《美国社会阶级》(Social Class in America)一书中分析了社会网络、社会关系对于进入上层社会的重要作用等。当然,如果就社会资本概念溯源的话,也有主张追溯到布迪厄的,他把社会资本列为决定阶层的三大资本之一。但论社会关系,在实践上我国最为发达,中国社会历来讲人情、重关

---

① 详见本章第四节。

系,中国社会学大师费孝通先生曾经用"差序格局"来概括中国关系社会的基本特征和基本结构。

七、声望资源

声望资源指的是拥有良好的声誉和名望、受人尊敬的程度等,大部分当代社会分层研究者主要关注的是职业声望,比如唐纳德·特雷曼(Donald Treiman)等人的比较研究。因社会声望资源不同而形成的分层群体是一种主观分层模型,社会学历来重视主观评价对于社会地位的影响,这是有道理的。因为一个人社会地位的高或低,必须要得到别人或公众的认可,如果没有公众的认可,那么他的所谓社会地位也就失去了意义。比如社会上有一些所谓的"土豪"虽然赚了很多钱,经济地位很高,但是不被上流社会认可,就是进入不了上流社会的圈子。我们知道,声望地位与经济地位常常是不一致的,比如声望地位很高的人财产地位却可能比较低,对于这种不一致的情况,社会学称之为"地位相悖"(status inconsistency)。

八、人力资源

人力资源主要指拥有专业技术、专门技能、学历文凭、资格证书以及工作方面的资历和在职培训经历等,研究的是由于资历、教育、工龄等不同而产生的社会分层现象。科尔曼认为,由于人力资源的差异而造成的分层地位不同,被认为是符合"社会流动"原则的。在研究社会分层和社会流动时,社会学常常使用两个概念,一个是"先赋地位",指一个人与生俱来的、不经后天努力就获得的地位;另一个是"自获地位",指不是先天具有的,而是通过后天努力而获得的地位。这对概念所内含的价值观认为,因先天因素而形成的地位差别是不合理的,而因后天努力所形成的地位差别是合理的。从这种视角看,因人力资源不同而形成的地位差别属于"自获地位"。

在这里,我们还把受教育程度纳入人力资源的重要范畴,受教育程度可以被视为划分社会分层的重要标准,甚至在很大程度上决定了一个人的职业和收入水平。教育程度是社会向上流动的重要动力,一个处于低社会阶层的个体,在经济资源、政治资源和社会关系资源等匮乏的情况下,依然可以通过提高教育程度,谋求更好的职业和更高的收入,从而向上层阶级流动。

以上所阐述的分层的八种标准就是社会分层研究的八种工具,至于我们采用哪一种标准,那要视哪一种工具更有利于缓和社会矛盾、协调社会关系,更有利于构建和谐社会而定。

第二节　赖特模型和戈德索普模型

上文已经述及,赖特和戈德索普分别是新马克思主义和新韦伯主义的代表人物,两人分别提出了两种不同的社会分层模型,对社会分层的理论研究具有重大的贡献。同时,赖特的阶级分类模型和戈德索普的阶级结构测量模型两者的操作化定义对社会分层的测量和量化分析更具有借鉴作用。

一、赖特阶级分类模型

在基金会的资助下,赖特擅长运用经验调查数据来验证自己的理论,并对自己提出的阶级概念给出操作化定义。赖特理论提出对生产资料资产、劳动力资产、组织资产和技术资产的控制程度,以及产生的剥削关系,用于评价社会分层的标准。四类资产测量的具体操作化如下。

（一）生产资料资产的测量

关于生产资料资产占有,可通过问卷调查了解,最容易混淆的是雇佣关系。雇佣类型有三种,分别是雇佣他人、自我雇佣和被他人雇佣。其中"雇佣他人"和"被他人雇佣"分别隶属于占有和不占有生产资料;而所谓"自我雇佣",可能是自己是老板,是资产拥有者,也可能是家族企业,父亲雇佣儿子,这些很难分清。为此,赖特设计了追问的问题,即"你是这个公司的所有者、部分所有者或是完全不拥有者"。如果是部分所有者,有可能是仅占有股份或是合伙人,也有可能是实际控制人,需要一一分类。

（二）劳动力资产的测量

关于劳动力资产,可以在问卷中询问这家公司或企业的雇员人数。赖特设计的雇员分类标准是:雇佣 10 人及 10 人以上为资本家,2～9 人为小雇主,0～1 人为小资产阶级。在赖特的理论体系中,小资产阶级是不雇佣他人的,但在调查中,有些受访者回答只有一个雇员,即其本人(按要求应该雇员数为 0),而本人是否属于雇员范畴未做声明,因此,实际雇员是 0 和 1 两种情况难以分辨,只能将小资产阶级定义为不雇佣或仅雇佣 1 人。而在中国,政府部门定义私营企业主为 8 人及 8 人以上,7 人及 7 人以下则定义为个体工商户,需要考虑国情的特殊性。

（三）组织资产的测量

在赖特的操作化定义中，组织资产的测量相对较为复杂，可以从两方面测量：一是直接参与决策，二是对下属具有实际的监督权。

在第一个方面，问卷设计的问题是："在制定有关产品和服务的提供、雇员人数、预算等问题的政策方面，您是否参与决策，或提供建议？"如果"是"，则属于具有决策权的人。此外，为了分辨不同程度的决策权，赖特还设计了八项内容，询问被访者如何参与决策。对于受访者决策的层次，赖特设计了四个选项：一是根据自己的职权作出决策；二是作为决策小组的投票人参与决策；三是服从上级的批准作出决策；四是向决策者提供建议。根据上述问题的应答，将被访者区分为决策制定者、建议者和非决策制定者。

在第二个方面，对下属的监督权，首先询问有没有监督权，问题可以这么设计："您是否能监督其他员工的工作或告诉其要做什么工作？"如果"是"，则进一步询问直接监督多少人，并询问被监督者的地位，您的下属是否还监督其他人。随后，继续询问监督权的两类情况：一是监督者的职责；二是监督者的决定权，即可批复的权力。监督的职责情况可以包含三个方面：向下属分派工作、决定工作程序和决定工作进度；决定权情况也包含三个方面：可决定下属工薪或职位、可开除下属或令其停职和对下属发出警告。根据上述问题的分析，可以区分出非监督者、名义监督者、任务监督者和批复监督者。

不同类型的决策者和监督者分别对应不同的组织资产。

（四）技术资产的测量

与组织资产的测量相比，技术资产的测量要简单一些，主要涉及三项指标：专业技术岗位、教育学历证书和工作自主权。单一的职业分类很难显示专业技术岗位的细微差别，因此引入了教育学历证书和工作自主权。受教育水平可以反映个人的技术地位，同时标准化的教育学历证书也适合来量化技术资产。虽然赖特认为工作自主权本身不是技术资产，但却是反映技术资产的一个很好的间接指标。为了测量工作自主权，赖特设计了这样的条目：在您的工作中，是否被要求自主策划并将想法付诸实践？回答的选项有六个程度：高度自主、可能高度自主、中度自主、可能中度自主、低度自主和无自主。

技术资产的测量结果形成了三个类别：专家、技术雇员和非技术雇员，分别代表不同的社会分层状态。

在确立这四类资产的测量方法以后，赖特运用这套体系在世界各国组织了大量的实证调研,获得了很有价值的数据,完成了很多国家的社会阶层测量。如进行美国和瑞典阶级结构的对比研究、美国与瑞典阶级意识的对比研究、多国比较研究和工作阵营的调整等。

赖特模型在阶级结构的测量上也得到了非常广泛的应用,如我国台湾学者许嘉猷采用 1992 年数据,对台湾阶级结构进行了研究分析,发表了《台湾都会地区的阶级结构、阶级流动与再制》,具有一定的影响。

二、戈德索普的阶级结构测量模型

戈德索普是新韦伯主义思想的代表人物,在 1974 年与基斯·霍普合著的《职业的社会等级:一种新的方法与量表》中,他提出了"戈德索普-霍普量表",将职业分为 36 类,并给予量化值。在此基础上,戈德索普在 1980 年出版、1987 年修订的个人著作《现代英国的社会流动与阶级结构》中,正式提出了戈德索普阶级分类框架,依据洛克伍德的市场地位、工作地位的理论,把 36 类职业分别归入七个阶级的大类,并在 1992 年将七大阶级分类的思想变成了清晰的"戈德索普阶级分类表"(表 2-1)。

下面我们可以分析一下各阶层的特点:第一阶层群体的收入相近的,有很好的福利保障,均有很大的工作自主性和自由度,并有着很大的职权;第二阶层群体的收入水平仅次于第一阶层,工作条件较好,处于阶层结构的中等地位,可以在一定程度上行使权力,但同时受到高层的控制,为高层服务;第三阶层群体的收入明显低于第一、第二阶层,甚至比一些体力劳动者收入还要低,但享有较高的就业保障,被认为是白领劳动者;第四阶层群体的收入可以相差很大,但就业保障和经济地位并不稳定,其经济完全依赖于市场,虽然工作自主性高,但承受巨大的压力;第五阶层群体的工作性质在一定程度上已接近体力劳动者,可以说是蓝领群体的精英,收入水平比较高,也有较好的保障,但在科层结构中的地位较低;第六阶层群体是技术型体力工人;第七阶层群体是所有体力劳动者,包括农民和其他雇员。戈德索普认为第六阶层和第七阶层群体合在一起相当于工人阶级,他们的共同点在于市场地位的特点是出卖劳动力获得报酬,在工作地位上属于被管理者,必须服从雇主或机构的命令。

戈德索普的阶级分类框架有一定的局限性,也饱受批评。在分类标准上,它没有赖特的阶级分类模型那么细致和严谨;更受批评的是,其阶级分类是专对男性而言的,因此受到了女权主义的严厉批判。

表 2-1　戈德索普阶级分类表①

全部分类	7 分类阶级	5 分类阶级	3 分类阶级
1.高层专业人员、行政管理人员和政府官员;大企业中的经理;大业主	1+2 公务人员阶级	1+2+3a+3b 白领工人	非体力工人
2.较底层专业人员、行政管理人员和政府官员;高级技术人员;小企业中的经理人员;非体力雇员的监管人员			
3a.在较高级的(如行政和商贸)机构中的非体力雇佣办事人员	3a+3b 非体力办事人员		
3b.在较低级的(如销售和服务业)机构中的雇佣办事人员			
4a.雇佣他人的小业主和手艺人	4a+4b 小资产阶级	4a+4b 小资产阶级	
4b.不雇佣他人的小业主和手艺人			
4c.农场主;小股东;第一产业中的自我雇佣者	4c 农场主	4c+7b 农业工人	农业工人
5.低级技术人员;体力劳动的监管人员	5+6 技术工人	5+6 技术工人	体力工人
6.技术体力工人			
7a.非农产业的半技术体力工人	7a 非技术工人	7a 非技术工人	
7b.第一产业中的农民和其他雇工	7b 农业体力工人		

　　戈德索普阶级分类框架的应用更多是用来分析社会流动,这也是他研究的兴趣所在。他反对自由主义那种认为随着工业化的进展,社会流动率会上升的理论,经过研究证明享有阶级优势的成员还是能够通过先赋因素的传递,将社会优势传递给自己的下一代。其研究的具体操作方法是通过建立工作经历的流动模型,从而展示地位变迁和社会流动,称之为"三点流动"研究。第一点是受访者父亲的阶级地位,第二点是受访者第一份全职工

　　① 李春玲.断裂与碎片:当代中国社会阶层分化实证分析[M].北京:社会科学文献出版社,2005.

作的阶级地位,第三点是受访者被调查时的阶级地位。其实证研究得到的结果是出身于第一、第二阶层家庭的人,在第一点到第二点时,发生了很大的变化,但到了第三点时,又有了很大的回归,最终还是维持了较高的阶级地位。当然,出身低社会阶层家庭的很多人最终也会返回到他们家庭出身的阶级地位上去,这验证了社会流动"封闭性命题"的存在。

第三节　职业声望和社会经济地位指数

在社会学者看来,社会分层的测量一般是指对社会地位等级的测量,最初的研究者大多基于帕森斯的社会分层理论,主要依据社区内人们相互之间声誉评价的高低来进行社会地位等级分类的,比如上层、中上层、中层、中下层和下层等。职业声望测量和社会经济地位指数测量就是两类最为常用的测量指标。在 20 世纪 50 年代至 80 年代的 40 年里,职业声望测量在分层研究领域十分盛行,是社会学家讨论社会分层最主要的论题,某些学者甚至认为社会分层就是职业声望的等级分化。同样地,以职业声望为基础发展起来的社会经济地位指数测量作为一种标准的社会分层测量工具也在美国流行了近 40 年,它通过个人收入和教育水平对职业声望的回归得出收入与教育的权重系数,然后依据收入和教育的权重系数来测量每个人的社会地位高低。

一、职业声望的测量

在社会科学研究中,职业声望是指"社会大众给予个别职业所具有的社会荣誉的集体评价",是一种他人主观认定的社会地位,通常与经济地位和权力地位一起作为评价社会分层的三个维度。这些评价通常反映出一个社会的核心价值,如收入、教育、道德评价、对社会的贡献等总和,所代表的是各项职业在社会上的一般性地位或荣誉。

相较而言,经济地位和权力地位的测量要容易一些,因为两者均有比较明确又客观的测量指标,而声望地位涉及的是主观评价,因此随意性较强。对于声望地位的测量,一般通过声望调查完成,在声望调查中,最为常见的就是职业声望的调查。职业声望的调查一般采用如下方式:列出一些职业,让被调查者按好坏程度进行评价或按高低程度进行等级排列,研究人员再赋予这些好坏程度评价或高低等级排列相应的分值,然后计算出每个职业的声望得分,再根据得分的高低排列各类职业的声望等级,由此观察声望分层的基本规则。①

（一）国际职业声望测量的发展

早在 1947 年,美国社会学家塞西尔·诺思（Cecil C. North）和保罗·哈特（Paul K. Hatt）就曾邀请 2920 名美国受访者对 90 个职业进行等级评定,等级从非常好到不好,共分五级,由此计算各职业平均等级,再转换成百分位数,从而得到了 90 个职业的声望量表。

从国际职业声望量表的发展来看,特雷曼在 1977 年发现世界各国民众对于职业声望评价高低非常接近,认为可用同样的量表代表各国所有职业声望的高低,依次根据 1968 年的国际标准职业分类②,建立了一套国际标准职业声望量表,不但可做跨国比较研究之用,也可供各国开展本土的社会分层研究。如我国台湾地区在本土职业量表发展不足的情况下,也曾有许多社会科学研究采用这个量表做分析。

1996 年,甘泽布姆（Ganzaboom）与特雷曼根据联合国劳工组织 1988 年修订的职业分类国际新标准,建立了一套国际新职业声望与社会经济地位量表,并提出了“国际标准职业社会经济地位指数”（International Socio-Economic Index, ISEI）。这套量表和指数在建立时,使用了 16 个国家的 31 套数据,从最不发达国家到最发达国家,并将教育和收入指标进行了国际标准化,因该指数具有国际代表性,解决了国别差异问题,因此成为许多社会分层比较研究的重要工具。1988 年修订的职业分类,将职业从粗到细分为一到四 4 个层次,因此这套量表也就分别建立了一至四 4 个层次,共 4 种职业分类的职业声望和社会经济地位量表。甘泽布姆与特雷曼的职业声望和社会经济地位量表的构建方法是求取一组分数来衡量所有职业的社会经济地位,这一分数来源于教育、职业和收入三者的综合。新职业声望量表的构建方法是对于每个 1988 年国际新标准四层次职业的分类,配对与它相同或类似的特雷曼（1977）的职业分类的声望分数,而得到 1988 年新职业分类的声望分数。采用这个量表做调查时,需要请被调查者根据开放式问卷填写职业的名称和工作内容,然后根据所填写的职业情况,归入职业分类中

---

① 李春玲. 当代中国社会的声望分层——职业声望与社会经济地位的指数测量[J]. 社会学研究,2005(2):74-102.

② 联合国国际劳工组织在 1958 年首次创建了标准职业分类,又在 1968 年和 1988 年进行了修订。

的适当类别,再依据量表给定职业地位分数。

(二)职业声望测量的本土化研究

与国际社会学界对职业声望的研究相比较,我国在这方面的研究一直较为薄弱,主要在于实证研究和声望调查比较少。最早的职业声望调查是由林南教授和谢文先生于 1983 年在北京进行的,该调查共测量了 50 种职业的声望,调查结果表明,医生得分最高,其次是工程师,得分靠前的都是知识分子。1985 年,中国青年杂志社在全国范围内作了一次 10 种职业声望的调查,收回的问卷达 7 万多份,但其职业分类不规范,影响了结果的分析。

比较系统规范的职业声望调查最早来自于清华大学李强教授于1997—1998 年在北京地区专门进行的两次职业声望调查。这两次调查依据北京市居民职业分布比例,共获得有效样本 468 个,涉及职业 100 种,让受访者考虑这 100 种职业地位高低的综合性评价,并给出相应的分值,然后根据 North-Hatt 计算公式核算分值,从而获得了这 100 种职业声望的评价。评价结果显示:科学家、大学教授等高级知识分子的职业声望最高,而公务员的评价并不高;同时,人们总会先设定了自己的职业地位,然后从自身所处的地位来看待其他人的职业地位。2009 年 5—6 月,李强教授又在北京进行了一次职业声望的调查,通过职业配额抽样,获得样本 430 份,选择了 99 种职业进行社会声望的评价。与 1997 年的调查相比,科学家和大学教授等高级知识分子依旧受人尊敬,经济学家、董事长、音乐家、厂长、个体户、公司经理和流行歌手等排名有一定的上升,表明经济金融、艺术类职业声望出现整体提升现象,显示在社会变迁中,被调查者职业观念的巨大变化。[①]

中国社会科学院社会学研究所"当代中国社会结构变迁研究"课题组于2001 年 11—12 月在全国 12 个省及直辖市 73 个区县收集了 6193 份有效问卷调查数据,并采用社会经济地位指数或类似指标来进行职业声望的测量,根据林南的分组职业声望测量方法与布劳和邓肯设计的社会经济地位指数计算公式,获得了 81 种职业的声望得分。这也是迄今为止,中国本土规模最大、最具代表性和学术水平的职业声望调查之一。该研究对当前中国社会的声望分层得出以下几个结论:一是在人们的声望地位评价方面,工业化社会的普遍主义、一元化价值成为主导性的价值标准,而且这种工业化普遍主义价值的影响力还在继续增长,但同时,单位身份和城乡分割对中国

---

① 李强. 当代中国社会分层:测量与分析[M]. 北京:北京师范大学出版社,2010:34-44.

人的声望地位评价有显著影响,这是中国社会特殊的声望评价标准;二是工业化普遍主义价值成为主流的同时,相互冲突的多元评价标准仍有可能存在;三是在当前中国社会,决定职业和个人声望地位的因素是教育、收入、权力、就业单位的性质以及是否从事受歧视职业。[①]

(三)职业声望的影响因素

影响职业声望的因素有多种,主要影响因素有:一是职业环境,包括职业的自然环境和社会环境,如工作的技术条件、空间环境、劳动强度、工资收入、福利待遇、晋升机会等,它是任职者所能获得的工作条件与社会经济权力的总和;二是职业功能,是指该职业对国家的政治、经济、科学、文化水平的意义以及在社会生活中对人们的共同福利所担负的责任;三是任职者的素质要求,如文化程度、能力、道德品质等。职业环境越好,职业功能越大,任职者素质要求越高,职业声望就越高。职业声望在一定时期内具有相对稳定性,但在不同社会经济发展阶段,不同经济文化背景的群体和不同年龄性别的群体对同一职业的评价也会存在明显差别。

二、社会经济地位指数的测量

在职业声望测量的基础上发展并形成了社会经济地位量表和测量方法。社会经济地位量表(socioeconomic scale,SES)最初是由美国社会学家和社会统计学家邓肯提出来的。该量表是通过测量人们的收入地位、教育地位和职业地位,并对这三种地位评分,然后综合计算其分值获得的。收入可以按照个人或家庭成员人均收入多寡而定,教育按照其受教育程度高低分层,职业地位的分级相对复杂,主要依据职业声望地位而定。

清华大学李强教授根据中国的情况对一般的社会经济量表做了修正,研制了一份中国大城市居民社会经济地位量表(表 2-2)。在该表中,教育程度从不识字或识字很少到研究生毕业以上,评分为 1～7 分;考虑到个人收入受到家庭其他成员收入和消费的影响,收入使用的是家庭成员人均月收入指标,以人民币"元"为单位,从 500 元及 500 元以下到 6001 元及 6001元以上分别评分为 1～7 分;职业也分为七类,从临时工、进城务工人员、无职业者到高层管理人员与高级专业技术人员分别评分为 1～7 分。三者相加计算总分,根据总分将社会经济地位分为七个层次,具体分值如下:最上

---

① 李春玲. 当代中国社会的声望分层——职业声望与社会经济地位的指数测量[J]. 社会学研究,2005(2):74-102.

层为总分 21 分(满分),上层为 18~20 分,中上层为 15~17 分,中层为 12~14 分,中下层为 9~11 分,下层为 6~8 分,最下层为 3~5 分。

表 2-2　中国大城市居民社会经济地位量表

教育、收入与职业	项　目	评分
教　育	研究生毕业及研究生毕业以上	7
	大学本科毕业	6
	大学专科毕业	5
	高中、中专、中技、职高专业	4
	初中毕业	3
	小学毕业	2
	不识字或识字很少	1
家庭成员人均月收入	6001 元及 6001 元以上	7
	4001~6000 元	6
	3001~4000 元	5
	2001~3000 元	4
	1001~2000 元	3
	501~1000 元	2
	500 元及 500 元以下	1
职　业	高层管理人员与高级专业技术人员	7
	中层管理人员与中级专业技术人员	6
	一般管理人员与一般专业技术人员	5
	办公室一般工作人员	4
	技术工人	3
	体力劳动工人	2
	临时工、进城务工人员、无职业者	1

社会经济地位指数是根据各个职业群体的社会经济特征来加以测算的,欧美学者一般采用布劳和邓肯设计的社会经济地位指数计算公式,即以每个职业的平均收入和教育水平乘以相应的权数进行计算,这意味着,收入水平和教育水平决定了人们的社会地位高低。社会经济地位指数之所以能够作为测量社会地位的指标,是因为布劳和邓肯发现,基于教育和收入这两个变量估计出的社会经济地位指数,基本上与人们对职业声望的主观评价相一致。比如,布劳和邓肯用教育和收入推算的各个职业的社会经济地位

指数,与这些职业的声望得分之间的相关系数达到0.91,其方程的 R^2 值为0.83。这意味着,人们对各种职业的声望评价基本上是依据这些职业的收入和教育水平,换句话说,收入和教育水平决定了职业声望的高低。如果职业身份是一种最重要的社会身份标志,或者说,职业声望就代表了社会声望,那么社会经济地位指数就可以代表人们的社会地位。

有些学者采用布劳和邓肯的回归方程测算中国的社会经济地位指数,不过这些回归方程的解释力较低。林南和谢文利用1983年北京市职业声望调查数据估计出的计算社会经济地位指数的回归方程是:SEI=-5.188+13.874×教育+0.262×收入,这一方程的 R^2 值为0.72。许欣欣(2000)用1999年城市居民职业声望调查估计的方程为:SEI=5.622+15.816×教育+0.763×收入,方程的 R^2 值为0.765。尽管这两个方程的 R^2 值不能说低,但由于这两项研究用于估计社会经济地位指数的职业分类很少,没有像布劳和邓肯那样把45项职业的声望分值代入回归方程,同时,也没有利用估计出来的回归方程计算更多职业的社会经济地位指数——像布劳和邓肯那样推算出446种职业的社会经济地位指数。这一方面是由于数据资料的限制,另一方面也是由于方程的解释力较低。布劳和邓肯设计的这种测量方法,可能较适用西方社会,而对当前中国的社会地位分层解释力较低。与西方社会相比,当前中国人对人们的社会地位的评价更为复杂。为提高方程的解释力,林南和谢文及许欣欣都对布劳和邓肯的回归方程加以了改进。林南和谢文在方程中加进"是否非体力劳动者"这一变量,许欣欣则在方程中加入权力变量。新变量的加入不同程度地提高了方程的解释力,林南和谢文的方程 R^2 值提高0.02,许欣欣的方程 R^2 值提高0.06。这表明,中国人的社会地位高低不仅取决于收入和教育,而且还受到其他因素的影响。在已有的这些研究的基础上,本研究针对中国社会的特殊性,对布劳和邓肯的回归方程加以改进,获得了具有一定解释力的方程,估计出161种职业群体的社会经济地位指数和所有非学生身份的被调查者的社会经济地位指数,由此确定每一个人的声望地位,并进行中国社会的声望分层。

李春玲主持的职业声望调查根据人们的主观评价,在获得了81种职业的声望得分的同时,也收集了被调查者的职业身份、收入、教育水平及其他相关信息。被调查者的职业身份涵盖了75种职业。该研究以75种职业的声望得分作为因变量,以这75种职业的月收入和受教育年限为自变量(与布劳和邓肯的回归方程一致),估计出计算社会经济地位指数的回归方程,但这一方程的解释力较低, R^2 值为0.64,方程所预测出的各职业社会经济地位指数与职业声望得分之间的相关系数为 0.8。教育和收入的权数分别为 3.496 和 0.589,其回归方程如下:职业声望 $Y=10.868+3.496\times$平均教育年限$+0.589\times$平均月收入(百元)。这一结果说明,收入和教育这两个因素,对于中国人的声望地位评价能提供约三分之二的解释。同时,数据显示,相同职业的人在收入和教育水平上差距较大,尤其在收入方面,有些职业收入的标准差接近或超过均值。这一点与西方社会有很大不同。在西方社会,相同职业的人的收入和文化水平较为接近。而当前中国社会则不同,相同的职业在不同地区、不同行业部门对文化水平有不同的要求,经济报酬也有很大差异。

　　为了提高对职业声望的预测水平,该课题组在方程中增加了 3 个因素:一是权力因素,包括 3 个虚拟变量——是否是单位的最高管理者、是否是单位的中层管理者、是否是单位的基层管理者;二是部门因素,包括 3 个虚拟变量——是否就业于党政机关、是否就业于事业单位、是否就业于企业单位;三是社会歧视因素,包括 1 个虚拟变量——是否是受歧视职业。加入上述变量后获得下述回归方程:职业声望 $Y=11.808+3.349\times$平均教育年限$+0.573\times$平均月收入(百元)$+16.075\times$最高管理者$+11.262\times$中层管理者$+3.738\times$基层管理者$+8.942\times$党政机关$+6.841\times$事业单位$-5.694\times$企业单位$-26.655\times$受歧视职业。改进后的回归方程的解释力有明显提高,R^2 值上升为 0.81,这就是说,上述这些因素能对人们的声望评价提供 80% 的解释力,方程预测出的声望分数与人们主观评价的职业声望得分之间的相关系数为 0.9。这一结果与布劳和邓肯设计的方程的解释力十分接近。

第四节　中国大陆社会分层测量方法简述

　　社会分层研究是近年来中国社会学研究关注的主要领域,而社会分层标准是社会分层理论研究的核心,也是争议最多的一个问题。以什么样的标准来划分,不仅关系到我们对中国社会分层状况的描述是否准确和科学,也关系到依据该标准划分出来的各阶层在整个分层体系中的位置。近期中国进行社会分层研究时主要的分层标准有如下几种。

一、陆学艺的"十大社会分层"

中国社会科学院社会学研究所陆学艺研究员主持的"当代中国社会结

构变迁研究"课题组提出:一个现代化社会分层结构在现阶段的中国社会已现雏形。陆学艺认为,生产资料的占有关系不是社会分层的唯一标准,阶级阶层问题研究的目标和思路需要调整,当代中国社会的阶层分化越来越趋向于表现为职业分化,职业因素对社会阶层的分化主要表现为体力和非体力劳动者之间、管理者和非管理者之间社会经济差异的扩大。为此,提出了以职业分类为基础,以组织资源、经济资源和文化资源的占有状况为标准划分的当代中国社会分层结构的理论框架,并据此勾画了包含十大社会分层和五种社会地位的当代中国社会分层结构。课题组抽取了深圳、合肥、福清、汉川、镇宁等,通过典型调查、问卷调查、个案访谈等经验资料(典型调查的 11000 份样本和全国 6000 份概率抽样问卷)的分析和相关统计,对我国的社会分层进行系统的描述和研究。这种论点被社会学界称为"层化论"。

（一）国家与社会管理者阶层

国家与社会管理者阶层是指在党政、事业和社会团体机关单位中行使实际行政职权的领导干部。主要包括:中央政府各部委和直辖市中具有实际行政管理职权的处级及以上行政级别的干部;各省、市、地区中具有实际行政管理职权的乡科级及以上行政级别的干部。他们是体制内核心部门中的管理者,掌握着当前中国社会最关键的资源——组织资源。他们并不是生产资料的所有者,但他们可以控制或支配一部分生产资料,因而,他们实际上也分享部分经济资源,同时也拥有较多文化资源。目前,这一阶层在全国社会阶层结构中所占的比例约为 2.1%,在城镇阶层结构中所占的比例为 2.6%,在农村阶层结构中所占的比例为 0.2%。依据个人享有的组织资源数量和运用组织资源方式的不同,这一阶层可分为四大类群体,分别是高层行政管理者群体、中层行政管理者群体、低层行政管理者群体和中高层事业单位管理者群体。

（二）经理人员阶层

经理人员阶层是指企业中非业主身份的高、中层管理人员及部分作为部门负责人的基层管理人员。这一阶层的成员处于体制内、体制内边缘部门或体制外,不占有生产资料,但实际上控制和管理着生产资料,因此,他们拥有经济资源。同时,他们中的大多数人有较高的学历和专业知识水平,因而也享有文化资源。经理人员阶层在全国社会阶层结构中所占的比例约为 1.6%,在城镇阶层结构中所占的比例为 3.4%,在农村阶层结构中所占的比例为 0.4%,这一阶层的成员多数集中在大中城市特别是经济发达的城市。经理人员阶层是近几年新出现,而且正在形成中的一个阶层。这一阶层同国家与社会管理者阶层和私营企业主阶层之间的区分界线还没有完全明晰化。依据管理等级和支配经济资源数量的不同,把经理人员阶层分为三类群体:高层经理人员、中层经理人员和基层经理人员。

（三）私营企业主阶层

私营企业主阶层是指拥有一定数量的私人资本或固定资产并进行投资以获取利润,同时雇佣他人劳动的人。阶层分类指标对私营企业主阶层所确定的社会位置是:体制外拥有生产资料并雇佣他人劳动的管理者。这一阶层最重要的特性就是占有生产资料,即拥有经济资源。私营企业主阶层在全国社会阶层结构中所占的比例约为1%,在城镇社会阶层结构中所占的比例为1.5%,在农村阶层结构中所占的比例为0.7%。该阶层成员拥有资本的规模大小不同,各自的社会、经济、政治地位的差异极大,依据企业雇佣人员数量可以划分为大、中、小三类企业主。

（四）专业技术人员阶层

专业技术人员阶层是指在各种经济成分的机构(包括国家机关、党群组织、全民企事业单位、集体企事业单位和各类非公有制经济企业)中专门从事各种专业性工作和科学技术工作的人员。他们大多经过中高等专业知识及专门职业技术培训,并具有适应现代化社会大生产的专业分工要求的专业知识及专门技术。阶层划分指标给专业技术人员阶层的定位是:具有中高级专业技术水平、不占有生产资料但具有一定自主性的体制内或体制外的非体力劳动者。专业技术人员在全国阶层结构中所占的比例约为4.6%,在城镇阶层结构中所占的比例为8.6%,在农村阶层结构中所占的比例为1.9%。此阶层成员主要集中于城镇和全民所有制单位。依据专业领域及其与经济活动联系的密切程度,将该阶层成员分为三大类:科教文卫专业人员、工程技术专业人员和商贸服务业专业人员。

（五）办事人员阶层

办事人员阶层是指协助单位和部门负责人处理日常行政事务的专职办公人员,主要由党政机关中的中低层公务员、各种所有制企事业单位中的基层管理人员和非专业性文职人员等组成。他们是体制内或体制外,不占有生产资料的较低层非体力劳动者。办事人员阶层是现代社会的社会中间层的重要组成部分,在全国社会阶层结构中所占的比例约为7.2%。该阶层的城乡分布比例差异很大,在城镇阶层结构中为14.2%,在农村阶层结构中为3.9%。这一阶层成员主要分为两大类群体:党政机关办事人员和企业办事人员。

（六）个体工商户阶层

个体工商户阶层是指拥有一定量的私人资本（包括不动产）并投入生产、流通、服务业等经营活动或金融债券市场而且以此为生的人，如小业主或小雇主（有足够资本雇佣少数他人劳动但自己也直接参与劳动和生产经营的人）和自我雇佣者（有足够资本可以自己开业经营但不雇佣其他劳动者）以及小股民、小股东、出租少量房屋者等。阶层分类指标确定的个体工商户阶层的社会位置是：专业技术水平高低不等的体制外管理者或自主从业者。目前，个体工商户阶层在整个社会阶层结构中所占的比例约为7.1%，在城镇阶层结构中所占的比例为12.3%，在农村阶层结构中所占的比例为5.2%。

（七）商业服务业员工阶层

商业服务业员工阶层是指在商业和服务行业中从事非专业性的、非体力的和体力的工作人员。阶层分类指标确定此阶层的社会位置是：在体制内或体制外第三产业中的受雇者或自雇者。目前，商业服务业员工阶层在社会阶层结构中所占的比例约为11.2%。此阶层的城乡分布差异很大，在城镇阶层结构中所占的比例为20.1%，在农村阶层结构中所占的比例为5.2%。根据管理等级和技术等级的区分，商业服务业员工阶层内部可区分为三大类群体：商业服务业基层监管人员、商业服务业准白领员工和商业服务业蓝领员工。

（八）产业工人阶层

产业工人阶层是指在第二产业中从事体力、半体力劳动的生产工人、建筑业工人及相关人员。阶层分类指标确定此阶层的社会位置是：体制内或体制外第二产业的受雇者或自雇者。以往国有和集体企业职工占产业工人的绝大多数，现在，绝大多数产业工人就业于非公有制经济领域。具体的分布情况是：21.5%的产业工人就业于全民所有制单位，16.4%就业于集体所有制单位，62.1%就业于非公有制单位。产业工人在城镇阶层结构中仍是所占比例最高的阶层，其在城镇阶层结构中所占的比例为21.2%，在农村阶层结构中所占的比例为8.2%。根据权威等级和技术等级指标把产业工人阶层划分为三个群体：第二产业基层监管人员、第二产业技术工人和第二产业非技术工人。

（九）农业劳动者阶层

农业劳动者阶层是指承包集体所有的耕地进行家庭经营，以农（林、牧、渔)业为唯一或主要的职业,并以农(林、牧、渔)业收入为唯一或主要收入来源的农民。他们在社会结构中的位置是:介于体制内与体制外的第一产业中占有少量生产资料或不占有生产资料的自雇者或受雇者。农业劳动者阶层是目前中国规模最大的一个阶层,在全国阶层结构中所占的比例为42.9%。尽管这一阶层人数众多,但阶层内部的同质性较高,社会经济状况的差异较小,农业劳动者阶层内部并无明显的群体之分。

(十)城乡无业、失业、半失业者阶层

城乡无业、失业、半失业者阶层是指无固定职业的劳动年龄人群。其产生的主要原因是就业机会不足,许多新进入劳动力市场的青年劳动力长期待业。此外,城市大批征用农用地,则使大批农民无地可种,而这些农民在城镇一时还找不到合适的职业。另外,还有不少城乡居民因为残障或长期患病卧床的困扰而不能就业,他们多数也陷入贫困境地。目前,这一阶层在整个社会阶层结构中所占比例约为4.8%,在城镇阶层结构中占10.2%,在农村阶层结构中占1.2%。

这十大阶层又分属于五种社会地位等级,五种等级是社会上层、中上层、中中层、中下层和底层。各社会阶层及地位等级群体的高低等级排列,是依据其对三种资源的拥有量和其所拥有的资源的重要程度来决定的。如社会上层,主要由国家与社会管理层中的高层领导干部、经营人员阶层中的大企业经理人员、私营企业主阶层中的大私营企业主、专业技术人员阶层中的高级专业人员组成;中上层由国家与社会管理层中的中低层领导干部、经营人员阶层中的大企业中层管理人员和中小企业经理人员、私营企业主阶层中的中等私营企业主、专业技术人员阶层中的中级专业人员组成;中中层主要由私营企业主阶层中的小私营企业主、专业技术人员阶层中的初级专业人员、个体工商户阶层中的收入等较高的个体户、办事人员阶层中的办事人员、商业服务业员工阶层和产业工人阶层中的工资福利保障等较高的人员、农业劳动者阶层中的收入等较好的人员组成;中下层主要由个体工商户阶层中的一般个体户、商业服务业员工阶层中的一般人员、产业工人阶层中的一般人员、农业劳动者阶层中的一般人员组成;底层主要由商业服务业阶层、产业工人阶层和农业劳动者阶层中生活处于贫困状态并缺乏就业保障的部分人员和城乡无业、失业、半失业人员阶层组成。

二、李强的"四个利益群体"

清华大学李强、孙立平、沈原教授提出,根据改革开放以来人们利益获得和利益受损的状况,将中国人分为四个利益群体或利益集团,即特殊获益者群体、普通获益者群体、利益相对受损群体和社会底层群体。特殊获益者群体是在改革开放30余年中获益最大的群体,包括民营企业家、公司董事长、高级经理、工程承包人、市场上的各种经纪人、歌星、影星、球星,以及与外资、外企结合的外企管理层、技术层等;普通获益者群体是改革开放以来在经济以及各种社会资源方面获得了明显利益的群体,包括各个阶层的人,其中既有知识分子、干部,也有普通的经营管理者、办事员、店员、工人、农民等;利益相对受损群体是指在改革开放的现阶段利益受到损害者,包括在改革开放前期获益的前两个群体中的一部分,如城镇中的失业、下岗人员;社会底层群体是指贫困地区的农民等。在此基础上,李强教授将第一个群体称为上层,第二个群体称为中层,第三个群体称为中下层,第四个群体称为底层。同时,李强教授认为,对目前各个社会群体之所以难以命名,恰恰反映出中国的社会群体分化还远远没有形成,各个利益群体正在分化、解组、重新整合,因此,使用地位相对稳定的阶级阶层概念就不太符合中国的实际情况。

三、李路路的"五阶层分析"

中国人民大学李路路教授提出了"阶层关系双重再生模式"。"再生产"有两个含义:一是阶层的继承关系占据主导地位;二是这一阶层再生产模式在中国城市社会的制度转型过程中依然会被持续地再生产出来,原有的相对流动机会的分布模式被延续下来。市场机制的发展并没有导致相对关系模式的"重组"或阶层结构的更替。那些过去占有优势地位的群体,通过不同资本的交换、社会网络和人力资本的优势,使得他们的优势地位在经济体制的变革中得到保持或延续。在此基础上,他提出了5个阶层的分析:权力优势阶层、一般管理人员(办事人员)阶层、专业技术人员阶层、工人(农民)阶层和自雇佣者阶层。

四、李培林的"消费分层"

中国社会科学院李培林、张翼研究员提出了"消费分层"。他们将国际上通行的衡量消费水平的恩格尔系数作为消费分层的划分依据,划分了7个阶层:最富裕阶层,占家庭百分比为7.2%;富裕阶层,占家庭百分比为10.6%;中上阶层,占家庭百分比为17.7%;中间阶层,占家庭百分比为22.0%;中下阶层,占家庭百分比为19.7%;贫困阶层,占家庭百分比为

12.9%;最贫困阶层,占家庭百分比为 9.9%。

五、仇立平的"职业地位分层"

仇立平教授在一项上海的社会分层研究中,以"职业地位"作为划分社会分层的标准,认为上海存在界线分明的五大社会阶层,即:上上阶层以领导干部为主,是包括私营企业主、外商代理人在内的职业群体;中上阶层是以办事人员或职员为主的职业群体;中间阶层是以各类专业技术人员为主的职业群体;中下阶层是以商业从业人员为主的职业群体;下下阶层是以工人、农民、居民生活服务业人员为主的职业群体。基本上是"金字塔形"结构,其最上层是"权力+财富阶层",而最下层是无权无财的"普通大众"。被调查者认同自己家庭属于上上层的占被调查者的 0.5%,中上阶层的占 5.6%,中间阶层的占52.7%,中下阶层的占 35.8%,下下阶层的占 5.4%。大部分调查对象把自己的家庭看作是中间或中间偏下的阶层。

社会学理论认为,划分阶层的目的不同,其运用的方法和标准也就有所不同。从经济方面来讲,中国社会目前正处于一个发展市场经济的起步阶段,市场机制还远远没有完善,经济状况(从人均 GDP 的角度)处于发展中国家的水平,从经济基础方面看远不及西方发达国家。不论是马克思的阶级分析,还是韦伯的分层理论,经济基础都是社会分层的一个重要方面;同时,中国又是一个经历了 2000 多年封建中央集权统治的国家,并且刚刚从高度集权的中央计划经济走向市场经济,目前仍属于政府主导性社会,国家权力对社会和经济的控制和影响,以及国家权力与经济资本的结合(包括对国有企业的控制和与私营企业的结盟所形成的"权贵经济"),中国传统文化价值观念中缺乏发展市场经济的要素等,这一切,使中国社会的现状和未来都更加难以把握和预测,西方社会的社会分层理论和方法在我国的直接运用存在较大的困难。在这种现实和状况下,中国学者出于不同的分层目的,采用不同的标准和方法划分阶层就在所难免了,也很难达成一致的社会分层的划分标准。

第三章　卫生公平性与测量方法

卫生公平性作为重要的民生问题之一,是体现社会公平、正义的重要标志。当前,城乡之间、区域之间、阶层之间、代际之间卫生公平性差距巨大,"看病难、看病贵""因病致贫、因病返贫"等问题仍然突出。卫生公平性已成为政府、社会和学者所关注和深思的问题。提高和改善卫生公平性,实现人人享有基本医疗保健的目标,已成为构建和谐社会的一项重要任务。本章主要从公平理念、卫生公平性的内涵以及卫生公平性的评价和常用测量方法三个方面阐述。

第一节　公平理念

评价社会文明程度的重要指标之一就是公平性。从古至今,人类文明的起源和发展都伴随着文明程度的不断提升。因而,随着历史的演变,人类社会的文明秩序逐渐建立和完善,社会评价体系日益趋向公平。在这个逐渐演进的过程中,无数的先哲针对如何实现公平进行了无数的探索。从古希腊哲学家柏拉图的"理想国"、英国空想主义学者托马斯·摩尔的"乌托邦"①,到20世纪70年代,美国著名政治哲学家约翰·罗尔斯在他的代表作《正义论》②中提到,社会制度的首要价值,其原则是确定人们的基本权利和义务,以及相互合作的基本条件。回顾国内,孔子在《论语》中提到"丘也闻有国有家者,不患寡而患不均,不患贫而患不安"③,《新书·道术》中有"兼覆无私谓之公,反公为私"的说法,《吕氏春秋·贵公》中有"昔先圣王之治天下也,必先公,公则天下平矣。平得于公。尝试观于上志,有得天下者众矣,其得之以公,其失之必以偏",韩愈在《劝学篇》中写道"行患不能成,无

---

① More T, Logan G M. Utopia[M]. Cambridge(Eng.): Cambridge University Press,1989.
② John R. A Theory of Justice[M]. Cambridge(Mass.): Harvard University Press,1999.
③ 杨伯峻. 论语译注[M]. 北京:中华书局,1980:172.

患有司之不公"，宋朝杨时在《论道篇》中云"至公无私，大同无我，虽渺然一身在天地之间，而与天地无异也"，以及明代方孝孺认为的"大其牖，天光入，公其心，万善出"①等思想，无不说明古时先哲们一直持之以恒地对实现社会公平不断进行着探索。

人们追求公平的理想不仅在文明典籍里论述，而且从历史事件中更能明显探寻到这种生生不息的渴望。我国农民（特别是妇女）在几千年的封建社会中一直处于社会的底层，他们一直在强烈呼吁公平，充满渴望的声音一直没有停顿过，最具代表性的有：北宋末期农民起义领袖方腊所属的摩尼教主张"是法平等，无有高下"，南宋初期农民起义领袖钟相主张"法分贵贱贫富，非善法也。我如行法，当等贵贱，均贫富"，明朝农民起义领袖李自成提出"贵贱均田"②，太平天国的《天朝田亩制度》中记载"有田同耕，有饭同食，有衣同穿，有钱同使，无处不均匀，无人不饱暖"③，以及孙中山领导的辛亥革命提出的十六字口号中，也包括了"平均地权"的公平内容。

实现公平是人类历史上所有民众共同的愿望，那么，公平真正包含什么样的深意呢？"公平"一词，在英文中相应有"justice"、"fairness"，也就是公平、公正。"equality"则为平等、同等、均等。在《辞海》中，公平的解释是指处理事情合情合理，不偏袒任何一方。一般是指所有的参与者（人或者团体）的各项属性（包括投入、获得等）平均。公平与平等两个概念关系极为密切。平等也是公平的价值之一，人们对公平的诉求常常表现为平等，但是公平更多表现为不平等的形态。

公平与公正概念相近，早期常被交替使用。严格意义上，两者存在着明显差别。公平强调衡量标准的"同一个尺度"，公正则侧重于价值取向的正当性。公正的"应然成分多一些"，公平的现实成分多一些④。公平是正义的某种表现形态，因而在日常生活和研究中，公平有时会被等同于正义。较之于公平与平等、公正的概念关系，公平与正义的差异更为明显。公平强调客观性，正义则带有明显的价值导向。公平是一个用于具体的操作层面评判的概念，而正义一般侧重于社会的基本制度层面。公平既是手段，又是目的。公平作为手段是协调人与人、人与社会之间关系的一种行为规范、客观

---

① 李建华，周小毛. 腐败论［M］. 长沙：中南工业大学出版社，1997：210-211.

② 翦伯赞. 中国史纲要（第三册）［M］. 北京：人民出版社，1979：35，51，85，243.

③ 翦伯赞. 中国史纲要（第四册）［M］. 北京：人民出版社，1979：23.

④ 吴忠民. 关于公正、公平、平等的差异之辨析［J］. 中共中央党校学报，2003（04）：17-22.

标准或道德准则。公平作为目的是引导人们追求人与人、人与社会之间均衡、稳定、和谐的发展,从而建构理想、健康、合理的社会秩序。

更进一步说,公平应该是共享社会进步的成果,而不是分摊本可避免的不幸和健康权利的损失,这就是说,"公平"体现的是需要的满足程度,有需要的人得不到满足,而不需要或不是非常需要的人得到了过多的满足,都是不公平的表现。① 公平是相对而言的。社会存在决定社会意识。古时西欧的哲学家都认为绝对公平是空想。"对平等的想望是徒劳的幻想"②,社会从天然的不公平出发,造成了公民的社会地位的不平等。在阶级社会,人们对财产占有的差异,是人们不公平的基础。资本主义社会无疑是以往最公平的社会。资本主义社会经济的基础是商品经济。平等的商品交换必须以公平或平等为基础进行等价交换。"交换价值,或者更确切地说,货币制度,事实上是平等和自由的制度。"③商品市场交换排斥等级关系,客观上要求交易各方进行均等、平等或同等的交易,所谓的公平交易充斥着整个市场。马克思指出:"平等和自由不仅在以交换价值为基础的交换中受到尊重,而且交换价值的交换是一切平等和自由生产的现实基础。作为纯粹观念,平等和自由仅仅是交换价值的一种理想化的表现。"④商品交易原则渗透于社会的各个角落,为资本主义的自由、平等、民主的制度发展奠定了基础(但是由于最根本的财产占有的不平等,使所谓的公平或平等受到了一定的限制)。由于现代意义的公平与商品经济紧密联系,对公平的定位打上了商品交换的烙印,因此,所谓的公平(公正、公道、正义)实际上是由于人的逐利性,对利益的斤斤计较的一种平等交换。准确地说,公平是符合社会道德原则的等利害交换。从社会层面来说,公平性要求社会成员的权利和义务、作用和地位、贡献与报酬之间保持平衡,以达到社会的有序稳定。⑤

---

① 陈家应,龚幼龙.经济转型后卫生公平性研究的意义及其应用[J].南京医科大学学报,2003(4):356-358.

② 维·彼·沃尔金.十八世纪法国社会思想的发展[M].杨穆,金颖,译.北京:商务印书馆,1983:174.

③ 马克思,恩格斯.马克思恩格斯全集(第46卷)[M].北京:人民出版社,1985:201.

④ 慈继伟.正义的两面[M].北京:生活·读书·新知三联书店,2001:151.

⑤ 徐凌中,邴媛媛.卫生服务的公平性研究进展[J].中华医院管理杂志,2001,17(5):265-267.

第二节 卫生公平性内涵

近年来,卫生公平性的研究逐渐成为众多学者研究的热点。提高卫生公平性是卫生改革的重要目标。但对于卫生公平性的定义和内涵,目前还没有一个公认的说法。世界卫生组织(World Health Organization,WHO)认为:"卫生公平性是指人与人之间享受到的医疗卫生服务和成果不会出现不公平,以及不会产生那些可避免、可补救的差异。"(Health equity is the absence of unfair and avoidable or remediable differences in health services and outcomes among groups of people.)[①]更早时候,WHO 和瑞典国际开发合作署(Swedish International Development Cooperation Agency,SIDA)在 1996 年发表的一份倡议书《健康与卫生服务的公平性》(*Equity in Health and Health Care*)中指出,公平不同于平等,它意味着卫生公平性是指人们应该以需求为导向获得相应的卫生服务,而不是取决于社会地位和收入等因素。

研究卫生公平性的意义在于:卫生公平是为了保证或促进健康。随着世界上贫困人群健康状况的不断变化,卫生领域的核心组织(包括世界银行和 WHO)正把改善世界贫困人群的健康作为他们的首要目标[②]。贫困往往导致人群健康状况的下降,而卫生服务利用的不公平往往导致弱势人群特别是贫困人群在健康状况较差时无法获取所需的卫生资源,从而得不到改善健康的机会。健康是个体或家庭生产力的体现,正如亚里士多德提出的"良好的健康不仅能使人类繁荣昌盛,而且健康是一种资本——不论我们在学习、工作还是娱乐的时候,我们都需要它"。对于贫困者来讲,健康更是至关重要,因为他们除此之外只拥有很少的资本。家庭成员的疾病、死亡或过多的生育,都会导致家庭收入的损失,从而构成一个恶性循环。另外,仅仅靠提高居民收入来减少贫困也是难以达到目的的。世界上一些国家(包括中国)在减少贫困的过程中付出了艰辛的努力,并取得了很大的成就。卫生公

---

① World Health Organization. Global Health Observatory(GHO):About the Health Equity Monitor[EB/OL]. http://www.who.int/gho/health_equity/about/en/.

② Wagstaff A. Poverty and Health. Boston(MA):WHO Commission on Macroeconomics and Health,2001,working paper No.5.

平应当是这个过程中不得不考虑的一个问题,因为卫生公平已不仅仅是一个涉及贫困的问题,它还是一个社会公正和道义伦理的问题。事实上,这比强调消除贫困更加重要。正因为如此,目前世界上越来越多的国家逐渐开展了卫生公平性的讨论和研究,对于中国来说,更是如此。卫生公平性是我国当前公共政策领域的重要议题,卫生改革与发展、医药卫生体制的框架设计、卫生政策模式的选择等,都要充分考虑到卫生公平性的问题。

对于卫生公平性的定义和内涵,目前还没有一个公认的说法,但可以从以下四个方面来理解其含义。

一、健康状况的公平性

健康状况的公平性是指不同收入、种族、性别的人群应当具有同样或类似的健康水平[①]。健康公平是指个体或群体之间排除社会决定因素的影响,而具有相同的健康状况。各健康指标如患病率、婴儿死亡率、孕产妇死亡率、期望寿命等的分布在不同人群中应该没有显著性差异,这也是 WHO 非常重视的一种公平性。WHO 在《2000 年世界卫生报告》中明确提出伤残调整期望寿命分布和儿童成活率分布指数是健康状况公平性的重要指标[②]。需要明确的是,诸多可避免的健康状态差异、健康风险或医疗服务利用不平等均会导致健康的不公平[③]。有研究认为,健康不公平可能产生于生理差异、儿童早期生活等其他因素[④]。

二、卫生服务利用的公平性

在卫生服务提供中存在着水平公平(horizontal equity)与垂直公平(vertical equity)[⑤]。水平公平是指具有同样卫生服务需求的人可以得到相同的服务。垂直公平是指卫生服务需求多的人比那些卫生服务需求少的人

---

① Wagstaff A, Doorslaer E V. Measuring and Testing for Inequity in the Delivery of Health Care[J]. *Journal of Human Resources*, 2000, 35(4): 716-733.

② Frenk J. 2000 年世界卫生报告:拓展卫生系统绩效的视野[J]. 中国医学科学院卫生政策与管理研究中心组织,译. 中国卫生政策研究,2011,3(11):11-14.

③ Morris J N. Social inequalities in health[J]. *Lancet*, 1991,338(8778):1337.

④ Rankin D, Backett Milburn K, Platt S. Practitioner perspectives on tackling health inequalities: Findings from an evaluation of healthy living centres in Scotland[J]. *Soc Sci Med*, 2009,68(5):925-932.

⑤ Roy A, Hill C. Efficiency and equity implication of the health care reforms[J]. *Soc Sci Med*, 1994, 39(9): 1189-1201.

应获得更多的卫生服务,具体对所处状态不同的每一个个体,应给予不同的处理①。WHO 提出用反应性(responsiveness)来衡量卫生服务提供中的公平性,这也极大地丰富了卫生公平性的内涵。根据 WHO 的定义,反应性包含两方面的内容:基本人权和患者对卫生服务的满意度。其中,前者包括对人的尊重、治疗时的自主性和保密性,后者包括治疗的及时性、社会支持网络、医疗卫生机构的基本设施,以及对卫生服务提供者的选择性。目前,WHO 正在开发这种测量工具,并在一些国家进行了预调查,测试该工具的准确性和可靠性以及在各个国家之间的通用性。

卫生服务利用的绝对公平原则是容易解释的,也是容易衡量的。一个人的卫生服务利用与非需要变量没有关系理解为利用公平("非需要变量"指除需要变量外的其他影响居民卫生服务利用的社会经济变量,而"需要变量"是指反映居民健康状况的变量,如患病情况、年龄和性别等),可通过建立回归模型或者进行相关分析简单地回答这个问题。但是事实上,绝对的利用公平只是理论上的一个理想状态,更多时候,我们并不能得到这一结果;相反,我们往往要探讨的是目前卫生服务利用的不公平程度如何,影响不公平的因素有哪些,哪些是主要因素,而这些因素是如何发挥作用的,等等。这个过程不仅涉及某个单一变量的离散程度(如经济收入或者受教育水平的差异),还要关注变量之间的相关性,如经济收入和个体的受教育水平均可能对卫生服务的利用产生影响,同时经济收入也会直接影响个体的受教育水平。因此,这个过程是相对比较复杂的。

三、卫生筹资的公平性

卫生筹资公平性是卫生公平性的重要组成部分,卫生筹资公平性的研究具有重要的意义。卫生筹资公平性研究作为卫生绩效评价的重要指标,在卫生绩效评价过程中起了重要作用。WHO 在《2000 年世界卫生报告》中对卫生系统进行了全面的界定,从而明确了卫生系统作为一个社会系统,具有公平、效率和质量的系统目标。WHO 首先提出了卫生系统的 3 个内在目标:改善人群健康,满足人们除改善健康之外的普遍合理期望,为疾病

---

①　Wagstaff A，Doorslaer E V. Equity in health care finance and delivery[M]//Cuyler A J. Handbook of Health Economics. Amsterdam:Elsevier Science Ltd，2000：1803-1862.

费用负担提供财务保障①②。其中，卫生筹资公平性作为三大主要目标之一，成为衡量卫生绩效的重要标准之一，因此，卫生筹资公平性研究是衡量卫生绩效的基础，是评价卫生绩效的重要内容。

卫生筹资公平性是指在卫生筹资的过程中，不同人群间的经济负担应该公平。卫生服务筹资中的公平性有横向公平与纵向公平两种③④。其中横向公平是指具有同等支付能力的人应对卫生服务提供同等的支付。纵向公平是指支付应当与支付能力成正相关，即支付能力高的人应当多支付。卫生筹资公平性是以每个家庭为单位，依据每个家庭都应该公平地负担卫生费用的概念提出来的，基本上的收入水平越高，拥有社会财富和经济资源越多的家庭，应该缴纳越高的卫生费用，从而体现卫生筹资的纵向公平。

WHO认为筹资的公平性主要表现在两个层面：一是健康人群与非健康人群之间的风险平摊，这样患病的人群可避免疾病和经济困难的双重打击，如实行强制性社会医疗保险等措施；二是不同经济收入水平人群之间的风险平摊，即每个人的贡献不一定相同，贡献的多少应根据经济状况或收入来确定，经济状况越好，其贡献就越大。卫生筹资公平性的本质就在于避免因病致贫和因病返贫。

四、卫生资源配置的公平性

卫生资源配置的公平性包括横向公平和纵向公平⑤。横向公平是指同样的医疗卫生需求应该得到同样的医疗卫生服务。具体的衡量标准有以下四项。一是同样的卫生费用能不能满足同样的卫生服务需求。如在疾病的治疗过程中，同一类型的病床每天支付的费用应该是一样的。二是同样的卫生服务需求能不能满足同样的卫生服务利用率。如患病类型一致、患病程度相同的人，住院的时间应该是相同的。三是同样的卫生服务需求是不

---

① Culyer A J, Wagstaff A. Equity and equality in hearth and hearth care[J]. *J Hearth Econ*, 1993,12(4)：431-457.

② Murray C J L, Frenk J. A WHO Framework for Health System Performance Assessment [R]. WHO, Geneva, 1999.

③ Musgrove P. Measurement of equity for health[J]. *World Health Statistics Quarterly*, 1986(4)：325-335.

④ 江芹,胡善联. 对WHO卫生系统绩效公平性评价的几点疑问[J]. 卫生经济研究,2002 (3)：132-135.

⑤ 李顺平,孟庆跃.卫生服务公平性及其影响因素研究综述[J]. 中国卫生事业管理,2005 (3)：132-134.

是具有同样的可及性。如患病程度差不多的患者,等待的时间应该是一样的。四是健康的不平等程度小。如同一国家、同一地区的人,同年龄、同性别的标准化患病率和死亡率应该是相等的。

纵向公平是指针对不同状态的社会个体提供不同的医疗卫生服务。[①]在相同的卫生服务需求下,针对不同个体的具体状态应提供不同的诊疗服务,如对于同样可以治愈的轻伤和重伤进行不同的医治。

第三节　卫生公平性的评价和测量方法

卫生公平性的特点决定了卫生公平性评价的复杂性。一是卫生公平性的不公平是绝对的,公平是相对的,人类不可能完全实现健康的公平,对这个目标的追求是一个永不完结的过程,在这个过程中的诸多变量决定了公平性的评价和测量的复杂性。二是卫生公平性的实现途径是不平均的,即不健康者多利用,健康者少利用,这个过程是一个动态的过程,加大了公平性评价的复杂程度。三是要进行公平性分析,通常都需要把社会和健康的数据联系起来,而这在方法学上和逻辑学上都存在相当大的难度。

卫生公平性的研究,既包括理论上的探讨,又需要实际评价和测量。在研究的过程中,形成一套有操作性的评价与测量体系是一项复杂的系统工程。在这四方面的公平性研究中,测量方法相互交叉应用,特别是健康状况的公平性研究中的诸多方法,在卫生服务利用、卫生资源配置以及卫生筹资中都会涉及,如洛伦兹曲线和基尼系数等,故重复部分将不再赘述。

一、健康状况的公平性研究

国际上传统的测量方法主要是指极差法、洛伦兹曲线和基尼系数、变异系数、差别指数、不平等性斜率指数与相对曲线、集中指数等。

1. 极差法(range method)

极差法是最常用也是最简单的一种测量方法。它是将调查人群用 4 分位或 5 分位或更多分位的分组方法分为 4 组或 5 组或更多组,比较其最高组与最低组之间健康状况、卫生服务利用、支付强度的差异,从而表明健康

---

① 乐小兵.基于公平性的我国卫生资源配置的实证分析[D].南昌:南昌大学经济管理学院,2007:1-49.

在不同社会经济状况人群之间分布的不平等。这种方法简单明了,但仅反映了最高组和最低组之间的差别,而没有考虑到中间各组的变化。此外,还可按城市、农村分组,或按社会经济发展程度把城市或农村分为一类、二类、三类等,比较各组之间指标的差异。极差法的优势主要是方法简单易用,与其他度量公平状况的指标相比,仅需要按照特定的标准分好组,并将处于最低端和最高端的两个组别的状况进行比较,而且极差法能够表现总体的差异,特别是容易比较出人群在极值组的分布和差异状况。但极差法计算结果反映的差异是在最低组与最高组之间,而中间组的状况可能被高估或者低估。另外,极差法比较的是极值组的状况,没有考虑到不同组别的样本大小可能存在显著不同,即当把不同组别的观察对象进行比较的时候,往往会因为不同组别的样本量不同,而导致比较的结果不具有典型意义。

2. 洛伦兹曲线(Lorenz curve)

洛伦兹曲线是美国统计学家洛伦兹提出的一种测量公平性的方法,经济学中用来反映社会收入分配的或财富分配的公平程度[1][2]。通过洛伦兹曲线,可以直观地分析一个国家以及社会收入分配平等或不平等的状况。其基本原理是:将收入或资源按不同人群或地区分为若干等级,按百分构成比从小到大排列,分别累计,表示为纵轴;以对应的人口累计比例表示为横轴;连接各点即得到洛伦兹曲线(图 3-1)。图 3-1 中的 45°对角线称为绝对公平线。

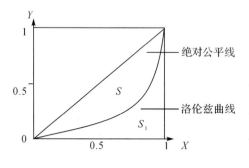

图 3-1　洛伦兹曲线

① Arnold B C. Majorization and the Lorenz Order: A Brief Introduction[M]. Berlin: Springer-Verlag, 1987.

② Giorgi G M. Bibliographic portrait of the Gini concentration ratio[J]. Metron, 2005.

一般意义上，国家或社会的收入分配，既不是完全不平等，也不是完全平等，而是介于两者之间，相应的洛伦兹曲线，是像图 3-1 中向横轴凸出的弧线，即绝对公平线下的曲线为洛伦兹曲线，是一条向下弯曲的曲线。该曲线弯曲程度越大，表示社会收入分配不均越严重；该曲线弯曲程度越小，则表示社会收入分配越接近于平均。

3. 基尼系数（Gini coefficient）

基尼系数又称为不均等指数或洛伦兹系数，由意大利经济学家基尼于 1922 年根据洛伦兹曲线提出，是用以测定国家（或地区）以及社会收入分配平等程度或社会财富占用状况的宏观经济指标。基尼系数能用一个数值来反映收入分配差距，使用方便，计算方法较多，便于利用各种资料数据，是国际经济学界通用的指标，也便于进行国家或地区之间的比较。基尼系数的计算，需要通过洛伦兹曲线来进行。计算的基本原理是：基尼系数等于绝对公平线与洛伦兹曲线围成的面积与绝对公平线下直角三角形面积之比。基尼系数计算方法多样，每一种方法都有它们各自的优点和适用范围，其中较为常用的方法有两种：一是将洛伦兹曲线由统计值的离散点所连成的折线化成一个已知解析式的函数所对应的连续曲线，以近似表示洛伦兹曲线计算函数结果得到基尼系数；二是直接应用累积统计点所连成的洛伦兹曲线，根据每段折线所构成的梯形面积计算得到基尼系数。在实际应用的过程中，后者较前者计算更为简便。第二种计算基尼系数的方法，即直接应用累积统计点所连成的洛伦兹曲线，根据每段折线所构成的梯形面积计算得出基尼系数，具体计算公式如下：

$$G = \sum_{i=1}^{n} W_i Y_i + 2 \sum_{i=1}^{n} W_i(1 - V_i) - 1$$

基尼系数取值介于 0~1，系数越接近 0，表示资源分布越公平；系数越接近 1，表示资源越集中。基尼系数在 0.2 以下表示绝对平均，0.2~0.3 表示比较平均，0.3~0.4 表示基本合理，0.4~0.5 表示差距较大，0.5 以上表示差距悬殊，达到 0.6 以上属于高度不公平的危险状态[1]。国际上通常把 0.4 作为收入分配差距的"警戒线"。目前卫生领域的基尼系数的评价标准均借鉴经济学的上述标准。

4. 变异系数

变异系数是根据标准差（standard deviation，SD）计算而来的。标准差

① Wagstaff A，Paci P，Doorslaer E V. On the measurement of inequalities in health[J]. *Soc Sci Med*，1991，33(5)：545-557.

是指变量取值与均值的平均离散程度,用数学语言表示就是各变量值与总体算术均数的离差平方的算术均数的方根。其计算公式为:

$$S = \sqrt{\frac{\sum_{i=1}^{n}(X_i - \overline{X})^2}{n}}$$

变异系数是指标准差与其平均值的比值,用公式表示为:

$$V = \frac{S}{\overline{X}}$$

式中:V 是变异系数,$\overline{X}$ 是变量的平均值,n 是样本量。

变异系数与标准差一样都是反映数据离散程度的绝对值,标准差是反映变量变化幅度的绝对指标,而变异系数则是反映变量变动幅度的相对指标。标准差与平均值具有相同的计量单位,能综合反映总体各变量值的离散程度。但标准差的大小不仅取决于变量值的离散程度,同时还受到平均水平高低的影响,在平均值较大的情况下,其标准差也较大,导致不同单位的变量进行离散程度比较时存在困难。变异系数则不受变量值单位的影响,能够很好地反映与平均值总体的相对离散程度,能够在不同单位的变量之间进行离散程度的比较。

5. 泰尔指数

泰尔指数(Theil index),又称泰尔熵标准(Theil's entropy measures),是从信息论中借鉴过来的熵的理论,并由荷兰经济学家泰尔(Theil)利用信息理论中的熵概念计算出来的一种度量公平性的指标。泰尔指数是将自然科学理论应用于社会科学研究的典型例子。

用泰尔指数来衡量不平等的一个最大优点是:可以将泰尔指数分为组内和组外两个维度的不平等,并可以衡量组内差距和组间差距对总差距的贡献,因此常常被经济学家用来考察地区内部和地区之间的不平等及其相应的贡献度。如以卫生资源分布为例,泰尔指数可以测算各区域内部和区域之间的不平等及其贡献度。

泰尔指数和基尼系数之间具有一定的互补性。如基尼系数对中等收入水平的变化特别敏感,泰尔指数对上层收入水平和底层收入水平的变化敏感。

6. 不平等的斜率指数及其相对指数(slope and relative indict of inequality)

这种方法就是将人群按社会经济状况分组后,计算每组健康状况的平均值,然后按其社会经济状况排序,而不是按健康状况排序。不平等斜率指数(slope indices of inequality,SII)是指各组的健康状况与其对应的社会经济组的序次之间回归线的斜率,反映出从最低组到最高组之间健康状况的改变,其优点是能反映社会经济状况对健康不公平的影响。不平等相对指数(relative indices of inequality,RII)是不平等斜率指数的派生指标,等于不平等斜率指数与平均健康水平之比。

从不平等斜率指数的定义可以看出,不平等斜率指数比极差法又前进了一步,不再仅仅反映极值组的差异,而是反映健康在各经济组之间的总体分布状况。不平等斜率指数表示总体的边际变化状况,是总体趋势和边际变动的综合反映。同时,由于这一指数将所有经济组都考察在内,具有反映群体总体健康分布状况的特征,因此不平等斜率指数对各组人群的健康分布都具有非常好的敏感性,能够很好地反映各组人群健康分布的微弱变化。正是由于不平等斜率指数的敏感性,当所有人群健康状况变化时可能会导致不平等斜率指数的剧烈变动。为了更好地反映当各组人群同比例健康状况变化时的分布状况,需要讨论新的、相对的不公平集中指数。不平等相对指数的原理与不平等斜率指数基本相同,并且与不平等斜率指数存在直接关系,RII=SII/平均健康水平。RII 反映的是各组群体健康状况分布的相对稳定性。

7. 集中曲线与集中指数(concentration index,CI)

集中曲线的横轴表示各组人群累计百分比,纵轴是人群健康或疾病、卫生费用等指标累计百分比。如果健康水平在社会经济组间分布是均等的,则集中曲线与直角平分线重合;如果较差的健康水平在较低层的社会经济组,则集中曲线在直角平分线下方,集中曲线与平分线越远,则健康不公平程度越大。目前,已有一些学者采用集中曲线法进行卫生服务公平性研究。

集中指数通常被用来考察相关因素对健康不平等趋势的影响。如计算基于收入分组的健康集中指数,具体步骤如下:首先,在测算各变量的集中指数前,根据公式(1),对各变量进行区间回归,确定各变量与健康之间存在的关系,得出回归系数 β_j;其次,通过公式(2),计算各变量的集中指数;最后,通过公式(3),对集中指数进行分解,测算各变量对健康集中指数的贡献率。

$$\mathrm{HUI}_i = \alpha + \sum \beta_j x_{ij} + \varepsilon_i \qquad (1)$$

公式(1)中,HUI_i 表示健康,x_{ij} 表示影响居民健康的因素,α 是常数,β_j

是健康与影响健康因素之间的关系系数，ε_i 是误差项。

$$C = \sum_{t=1}^{T} P_t C_{t+1} - \sum_{t=1}^{T} P_{t+1} C_t \qquad (2)$$

公式(2)中，C 为健康集中指数，T 为收入的分组数，是按照收入分组的人口累积百分比，P_t 是健康变量的累积百分比。当 $C=0$ 时，说明健康平等；当 $C>0$ 时，说明健康存在不平等，并且健康状况存在偏向富人的趋势；当 $C<0$ 时，说明健康依然存在不平等，并且健康状况存在偏向穷人的趋势。

$$C = \sum_j (\beta_j \bar{x}/\mu) C_j + \mathrm{GC}_\varepsilon/\mu \qquad (3)$$

公式(3)中，C 为收入的健康集中指数，β_j 为各变量即各影响因素与健康之间存在的关系系数，$\bar{x}$ 为各变量的平均值，μ 为健康变量的平均值，C_j 为除收入外的其他各变量的集中指数，$\mathrm{GC}_\varepsilon/\mu$ 为其他误差项对健康集中指数的贡献率。

从图 3-2 中可见，集中指数取值从 -1 到 $+1$。其中，"-1"表示健康状况完全不公平，低收入人群占有了全部的健康，高收入人群不占有健康；"$+1$"表示所有健康都集中在高收入人群，低收入人群不占有健康。一般而言，由于高收入人群健康总体上要优于低收入人群，因此集中指数往往大于0，小于1。

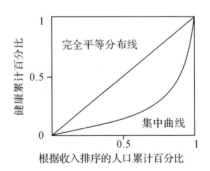

图 3-2　集中曲线

以上是传统的健康水平的公平性测量方法，WHO 在《2000 年世界卫生报告》中明确提出了四种新的健康公平性测量指标：针对健康状况的儿童成活率分布指数和伤残调整期望寿命（disability adjusted life expectancy，DALE），以及另外两种其他方面的指标——卫生系统的反应能力和用卫生筹资公平性指数（index of fairness of financial contribution，IFFC）表示卫生筹资的公平卫生费用支出的公正性指数。这里主要阐释健康期望寿命。健康期望寿命是按 DALE 计算的，比较各国出生时 DALE 及 60 岁时 DALE，反映不同国家的健康状况。DALE 依据三方面数据计算：①各年龄组人口的存活比值；②各年龄组各种伤残流行状况；③每种伤残的比例。与 WHO 和世界银行曾提倡的 DALE 比较，伤残调整生命年（disability adjusted life year，DALY）主要测定良好健康的丧失年，它可以区别每种疾病对总体结果的影响；DALE 则可以与未经校正的预期寿命进行比较，以反映健康分布的差异。

二、卫生服务利用的公平性研究

卫生服务利用的公平性研究主要可分为水平公平和垂直公平。在早期的卫生服务利用的水平公平评价中，采用的方法主要是集中曲线和集中指数以及比例法，下述内容将主要介绍比例法。

比例法是常用且简单的一种测量方法。它一般将样本人群根据一定的指标（如经济水平）等分为 n 组（常用的有五分组和十分组），之后比较不同水平组人群卫生服务利用状况的差异，以此评价不同阶层人群卫生服务利用的公平性。如 1983 年世界银行的发展报告、2000 年 WHO 的世界卫生报告、中国的卫生服务调查报告以及一些研究报告中均采用了此类方法进行健康公平性分析。

这种方法建立在一个假设上：卫生服务需要不会随着收入或其他条件的变化而变化。而实际上，这种假设是不科学的，现实生活中卫生服务会受到多种因素的影响，主要可以分为"需要变量"和"非需要变量"两类。"需要变量"是指反映居民健康状况的变量，如患病情况、年龄和性别等。"非需要变量"是指除需要变量外其他影响居民卫生服务利用的社会经济变量[1]。在理想的情况下，卫生"需要"型变量应该是卫生服务利用的决定因素。标准化的目的，主要是消除需要因素的差别。原则上任何一种影响卫生服务需要的变量，都应该进行标化。

1. 卫生服务利用的标准化

一是使用线性回归模型进行间接标化[2]。理论上，在线性回归的框架

① Kakwani N，Wagstaff A，Doorslaer E V. Socioeconomic inequalities in health：Measurement，computation，and statistical inference[J]. *Journal of Econometrics*，1997(77)：87-103.

② 谢小平，刘国祥，李斌，等.卫生服务利用公平性方法学研究[J].中国卫生资源，2007，26（5）：74-76.

下,对"需要变量"有直接标化和间接标化两种方法。目前国际上很少使用直接标化法,而间接标化能够比较真实地反映利用的分布和把需求标化后的利用的分布。任何一种标化的方法,其目的通常都是看消除差异后的状况。我们的目的是对卫生服务的"需要变量"进行标化之后再来观察卫生服务利用的分布情况,它需要对标化变量(x)和利用分布的变量(y)以及这些变量间的相关程度进行估算。首先,要建立卫生服务利用变量(y_i)的等式:

$$y_i = \alpha + \sum_j \beta_j \chi_{ji} + \sum_k \gamma_k Z_{ki} + \varepsilon_i$$

这里,i 代表个人。χ_j 是我们要标化的反映"需要"的变量,Z_k 是"非需要"的变量,对此我们不需要标化。

在方程中,最小二乘法对系数的估计值把 χ 变量的真实值和 Z 变量的样本平均值联系起来,就可以得到 $\hat{y}_i^r$,它表示对非需要变量加以控制之后由需要因素决定的卫生服务利用量:

$$\hat{y}_i^{IS} = \hat{\alpha} + \sum_j \hat{\beta}_j \chi_{ji} + \sum_k \hat{\gamma}_k \bar{Z}_k$$

那么,"需要"变量标化后的卫生服务利用估计值 $\hat{y}_i^r$ 就可以由真实的利用值和控制非需要变量后的利用值之差,再加上样本平均值($\hat{y}$)而得到:

$$\hat{y}_i^{IS} = y_i - \hat{y}_i^r + \hat{y}$$

二是使用非线性回归模型进行间接标化。事实上,对卫生服务利用的衡量往往用到非线性回归模型(如概率模型、对数模型和负二项式模型等)。这种非线性回归模型的一般函数形式可以写作:

$$y_i = G(\alpha_i + \sum_j \beta_j \chi_{ji} + \sum_k \chi_k \chi_{ki} + \varepsilon_i$$

那么,这一函数的线性逼近就可以这样给出:

$$y_i = \alpha_i^m + \sum_j \beta_j^m \chi_{ji} + \sum_k \gamma_k^m \chi_{ki} + u_i$$

这里,α_i^m、β_j^m 和 γ_k^m 作为固定的参数,并且在平均水平下面评价,是残差,它包括了逼近的误差。根据这一线性逼近模型,就可以利用上文提到的方法进行标化,来生成真实利用的分布 $\hat{y}_i^r$ 和对需要标化后的利用的分布 $\hat{y}_i^{IS}$。唯一的一个差别就是在上文的线性模型里,真实样本的均数是 $\bar{y}$,而这个线性逼近模型中将由预测值的均数 $\hat{\bar{y}}$ 来代替,因为直线逼近不能保证预测的均数等同于真实的均数。

2. 标化后的卫生服务利用分布和比较

通过间接标化法我们可以得到一个预测值 $\hat{y}_i^{IS}$,它表示如果个体 i 同总体的需要相同时其所应当接受的卫生服务数量。我们可以将其视作需要利

用的卫生服务 N。相似的,我们可以根据需要曲线 $L_N(P)$ 确定一个需要的集中指数(即间接标化的卫生服务需要)C_N。

$$C_N = 1 - 2\int_0^1 I_N(R)\,\mathrm{d}R$$

这样,水平公平性的测算就可以通过比较各收入组的"需要"百分比(或者说需要预期的卫生服务利用)和卫生服务百分比(或者说未标化的利用)来实现。如果达到了水平公平,则每组的卫生服务利用百分比应当等于其卫生服务需要百分比。水平公平性也可以通过比较曲线 $L_M(P)$ 和 $L_N(P)$ 来观察:如果后者位于前者的上方(下方),表明高收入人群卫生服务的利用比其实际需要多(少),我们就可以说水平公平状况是有利于富人(穷人)的。水平公平的测量指标 HI_{WV} 可以界定为卫生服务利用集中曲线和需要曲线之间面积的 2 倍,可以通过 C_N 和 C_M 来计算。

$$\mathrm{HI}_{WV} = 2\int_0^1 [L_N(P) - L_M(P)]\,\mathrm{d}p = C_M - C_N$$

显然,HI_{WV} 为正值(负值)表示水平公平状况有利于富人(穷人);HI_{WV} 值为零表明不存在不公平,即卫生服务利用和卫生服务需要在不同收入人群中是等比例分布的。需要强调的是,两条曲线的重合是不存在不公平的充分但不必要条件。即使两条曲线出现交叉,也可能会不存在不公平,例如在某个分布阶段中这种不公平是有利于穷人的,而另一个分布阶段又可能是有利于富人的。

三、卫生服务筹资的公平性研究

与健康水平的公平性研究相似,在卫生筹资公平性研究中,经常使用的传统的测量方法是比例法、洛伦兹曲线与基尼系数[1][2]、泰尔指数[3]和集中曲线法,具体内容已在前文中提及,故不再赘述。

目前,卫生筹资公平性研究主要有 2 个研究体系,一个是 WHO 所采用的方法,主要是运用卫生筹资公平性指数和家庭灾难性卫生支出来研究筹资公平性;另一个就是欧盟所采用的方法,欧盟关于卫生筹资公平性的研究

---

[1] 张鹭鹭,胡善联,魏颖,等. 区域内医院医疗卫生资源配置公平性研究[J]. 中华医院管理杂志,2000(5):274-277.

[2] Taguchi T. On a multiple Gini's coefficient and some concentrative regressions[J]. *Metron*,1981(1-2):69-98.

[3] Shorrocks A F. The class of additively decomposable inequality measures [J]. *Econometrica*,1980,48(3).

主要集中于垂直公平性，普遍使用家庭水平的数据去评价各种筹资机制下的费用支付方式，运用 Kakwani 指数、集中曲线等，探讨与支付能力相关的因素，以及筹资机制等问题，主要是对各种卫生筹资渠道进行累进性分析，即相对于收入和消费水平来说，评价某种筹资渠道究竟是累进的还是累退的，累进或累退的程度如何，通过这些分析可量化一个国家或地区的卫生筹资垂直公平性程度。

1. 卫生筹资公平性指数和家庭卫生筹资负担贡献率（health finance contribution，HFC）

卫生筹资公平性指数的概念是由 WHO 提出的，最早公布于《2000 年世界卫生报告》。卫生筹资公平性指数通过样本家庭的卫生筹资负担贡献率（HFC）[①]计算获得，用以评价一个国家或地区卫生筹资公平性。家庭卫生筹资负担贡献率是指家庭卫生保健总支出占家庭可支付能力的比重。

$$\text{HFC}_h = \frac{\text{家庭卫生保健总支出}}{\text{家庭可支付能力}}$$

（1）家庭卫生保健总支出（health expenditure），是指家庭在卫生保健方面消耗的总卫生费用。它包括两方面的内容：一方面，是实际支出的医疗费用，这主要是指利用医疗机构接受医疗服务后所自付的医药费，包括我们常说的门诊自付费用、住院自付费用、自购药品费用、自购预防保健服务费用等，这部分费用一般属于后付费用；另一方面，是卫生保健投资，主要是指为了自己或家人的健康而支付的投资费用，具体包括参加各种医疗保险而交纳的医疗保险费总和、国家财政支出中分配给个人的卫生补贴，这部分费用一般属于预付费用。

家庭卫生保健总支出＝家庭实际支出医疗费用＋家庭卫生保健投资

其中，实际支出医疗费用＝门诊自付费用＋住院自付费用＋自购医药费用＋预防保健支出＋其他自付卫生保健支出，用公式来表示：

$$\text{GHE}_h = \left[\frac{\text{CHE}}{\text{GC}}\right]_N \times \left[(\text{INCTAX}+\text{VAT}+\text{Excise}+\text{Other})_h \times \text{Scalar}(x)\right]$$

式中，GHE_h 为政府对特定家庭的卫生保健补贴；GHE 为政府财政支出中的卫生保健支出；GC 为政府财政支出；INCTAX 为个人所得税；VAT 为增值税；Excise 为消费税；Other 为其他税费；N 为整体水平；h 为单个家庭；$\text{Scalar}(x)$ 为调整系数。

---

① Kawabata K，Knaul F，Xu K，et al. WHO Fair Financing Methodology［R］. WHO, Geneva，2000：13-15.

需要说明的是,调整系数 Scalar(x)定义为预期的政府收入(GCe)与实际调查中的政府收入(GCs)之比。GCe 是指在调查人群产生的国民生产总值中,政府可以从家庭中得到的税收总值。调查人群 GDP 计算公式如下:

$$GDPs = \frac{PCs}{(PC/GDP)_N} = \frac{\sum EXP_h}{(PC/GDP)_N}$$

式中,PCs 为调查人群的个人消费;(PC/GDP)$_N$ 为在政府水平上个人消费(PC)占 GDP 的份额。得到调查人群的 GDPs 以后,计算 GCe:

$$GCe = GDPs \times (GC/GDP)_N$$

GDPs 为调查人群的 GDP;(GC/GDP)$_n$ 为在政府水平上政府收入(GC)占 GDP 的份额。故,Scalar(x)的最终公式为:

$$Scalar(x) = \frac{(GC/GDP)_N \times GDPs}{\sum (INCTAX + VAT + Excise + Other)_h}$$

$$= \frac{GC_N}{PC_N} \times \frac{PC_S}{(INCTAX + VAT + Excise + Other)_h}$$

(2)家庭的可支配能力,也称为非生存性有效收入,可以用家庭总消费支出和净生存消费支出之差来计算获得。用非经常性消费支出来替代家庭非经常性有效收入,主要基于如下理由:首先是非经常性收入由于受经济、工作状况等各种因素影响,波动较大,而非经常性消费支出则相对波动较小。其次在我国,存在多种形式的分配制度,很多收入是灰色收入,再加上财不外露的风俗习惯,调查获得的非经常性收入数据往往不准确,很容易被低估。而调查所获得的支出数据相对精确。这是 WHO 建议用支出来代替其支配能力的主要理论依据。具体计算公式为:

$$CTP_h = EXP_h - She + GHE_h + SSH_h$$

式中,CTP$_h$ 为家庭非经常性可支配收入;She 为家庭经常性支出;GHE$_h$ 为政府对家庭的卫生补助;SSH$_h$ 为社会医疗保障负担。

2. 家庭灾难性卫生支出

家庭灾难性卫生支出分析是 WHO 筹资公平性指数的深层次分析。通过对相关危险因素的分析,可以了解灾难性卫生支出在整个人群(即家庭总样本)中的分布,探索其影响的家庭及相关风险因素。家庭灾难性卫生支出被定义为家庭卫生筹资负担的某种水平,家庭卫生筹资负担是基于"家庭可支付能力"进行测算的,家庭可支付能力即家庭非经常性有效支出,等于家庭消费性支出扣除家庭基本生存性支出。WHO 建议,当一个家庭的整个卫生支出占家庭可支付能力的比重达到 40%,即作为灾难性卫生支出的评价标准。

　　家庭灾难性卫生支出分析的目的是筛选和分析造成家庭发生灾难性卫生支出的相关因素,从而确定哪些是可控因素,哪些是不可控因素。通过比较不同家庭经济状况、社会医疗保障制度、家庭地域、人口老龄化程度、患慢性病程度、教育水平和卫生费用的现金支付水平等因素分组的家庭遭遇灾难性卫生支出的百分比,从而分析这些因素对灾难性卫生支出的影响。运用 Logistic 回归分析可研究灾难性卫生支出与社会经济因素之间的关系。

　　3. Kakwani 指数

　　Kakwani 指数主要是对各种卫生筹资渠道进行累进性分析,即相对于收入和消费水平来说,评价某种筹资渠道究竟是累进的还是累退的,累进或累退的程度如何,通过这些分析可以量化一个国家或地区的卫生筹资垂直公平性程度。

　　累进制与累退制是相对应的两个概念。在累进制中,当家庭收入增加时,家庭医疗卫生支出也随之增加,并且其增加幅度大于收入的增加幅度;在累退制中,当家庭收入增加时,家庭医疗卫生支出可能减少或者医疗卫生支出增加的幅度小于收入增长的幅度。如果用比例衡量,在累进制中,收入增加的部分中卫生支出所占的比例也增加;而在累退制中,收入增加的部分中卫生支出所占的比例减小。卫生筹资的累进性研究以家庭为基本分析单位,利用家庭居民调查的基本资料,特别是家庭各种消费性支出数据来测算每个样本家庭在各种卫生筹资渠道上的支出,结合家庭收入或消费水平来衡量研究地区卫生筹资是否为累进,累进程度如何。假设前提是认为所有的卫生费用最终都将分摊到家庭中,那么,卫生筹资将包括 4 个渠道:家庭通过税收负担的政府卫生支出、社会保障卫生支出、商业性健康保险支出和家庭直接现金卫生支出。将不同收入人群的收入比例与卫生支出的比例相比较,就为评价筹资系统是否合理提供了一种方法。通过这种方法测算出来的指数为累进性指数,在用于评价某种筹资机制的累进性时,称为 Kakwani 指数[①]。

　　可利用下列公式计算 Kakwani 指数。首先,将所有家庭按等值人均可支付能力从低到高排序后,根据等值人均 ATP 计算基尼系数,根据各种等值人均卫生支出计算各自的集中指数,计算方程如下:

---

　　① 万泉,赵郁馨,张毓辉,等. 卫生筹资累进分析方法研究[J]. 中国卫生经济,2004,23(7):18-20.

$$2\sigma^2 R[h_i/\eta] = \alpha + \beta R_i + \mu_i$$

式中：h_i 为每个家庭的等值人均 ATP 或等值人均卫生支出，是其对应均数，R_i 为根据等值人均 ATP 排序后的小数秩次，$\sigma^2 R$ 为其方差。

如果 h_i 为等值人均 ATP，则 β 的估计值为基尼系数。如果 h_i 为等值人均卫生支出，则 β 的估计值为这种卫生支出的集中指数。全部卫生筹资的 Kakwani 指数通过加权计算获得，计算公式如下：

$$K = \sum_{j=1}^{J} \bar{\omega}_j K_j$$

式中，K_j 为各种筹资渠道的 Kakwani 指数，$\bar{\omega}_j$ 为其对应权重。所有筹资渠道的权重之和为 1。权重来自本地区卫生总费用数据，为该种筹资渠道的费用占卫生总费用的比重。

Kakwani 指数反映的是一种筹资渠道偏离均衡点的度。Kakwani 指数定义为基尼系数与卫生支出集中指数的差，也就是洛伦兹曲线与集中曲线之间面积的 2 倍。如果筹资机制是累进的，则 Kakwani 指数为正值；如果筹资机制是累退的，则 Kakwani 指数为负值。

在实际分析中，可能会出现一些特殊情况，例如某种卫生支出在低收入人群为累进的，在高收入人群为累退的，如果仅计算 Kakwani 指数来反映卫生筹资的累进性，将会掩盖很多真实情况。因此，还需绘制洛伦兹曲线和各种卫生支出的集中曲线来直观清晰地反映各个人群卫生支出的累进性。

四、卫生资源配置的公平性研究

由于我国对卫生资源配置的研究起步比较晚，因此在理论和实践上距离成熟机制还有很大的差距。其中，研究卫生资源配置公平性最基本的方法主要有以下几种。

1. 卫生服务需要需求测算法

需要需求测算法是通过规模性的调查来实现的，通过调查可以确定居民的卫生服务需求，以此来作为测算标准的依据。在制定医疗资源配置标准和预防保健资源配置标准上，政府决策参考等都以需求为基础，以此需求预测调查为基础。

卫生行业积极倡导该方法，它测算出的配置标准可以很好地体现资源配置的效率和公平性，因为它的主要特点就是充分考虑了居民真实卫生服务需求。但是潜在需求、人口流动、卫生改革等因素也会直接影响结果的准确性，因此在该法的使用中，要注意综合考虑各因素的影响。例如，随着城市社区医疗、保健工作的不断发展,很多慢性病患者在社区内就可以得到连续系统的照顾,也就降低了住院床位的需求,特别是对大型医院床位的影响就更明显了。此方法还可以测算研究目标的年度卫生服务利用率或研究机构的卫生服务利用率,利用率的具体确定方法也可分为固定利用率法、预测利用率法和专家意见法等。

2. 服务目标法

服务目标法是先制订出服务产出量的具体目标,然后再转换成卫生资源的需要量。这其中的关键就是首先要确定各种卫生机构、专业科室所能提供的卫生服务量,其次要确定大型卫生设备配置的目标,最后确定不同专业医护人员的工作量标准。确定了这些因素后就可以计算出相应医疗卫生人员或医疗设施的需要量。卫生服务的提供量目标可以根据服务需要量、资源人口比等基础卫生资料制定。WHO在卫生专项人力资源指南中制定了该方法,它最适合的是卫生人力资源规划,因为其良好的特点,而被沿用至今。规划目标在这种方法下将被医疗卫生部门转化为卫生服务。

3. 卫生资源与人口比值法

卫生资源与人口比值法最为简单直观,也便于理解和掌握,也是信息利用最少的一种方法,适于那些结构简单、服务量稳定的卫生服务机构作为技术指标。结合历史资料再加上德尔菲法或是趋势外推法等方法可以获得目标年卫生资源与人口比值的预测数。该方法可以评价卫生资源与该国或该地区的人口比例。根据期望的比例,政府相关医疗卫生资源管理部门可以对不合理的分布以及不适宜的人员密度进行合理的分配调整。但是这种方法也存在明显的不足之处,如应用于我国的时候,就出现忽略了社区和农村私人诊所提供的医疗服务的供给能力,掩盖了不同人口、不同疾病、不同就医习惯等具体特点,只是在宏观上予以了考量,最后导致社区资源供给与社区实际需求不匹配,从而出现就医困难或是资源浪费的情况。

第四章　社会分层与卫生公平性研究进展

当代社会分层研究的核心一直围绕着社会存在的各种不平等现象,并试图通过实证数据的统计分析,描述不平等现象的基本轮廓和分布,以及不平等的严重程度,并挖掘出导致不平等现象的根源。在当今社会,不平等现象仍然随处可见,在卫生领域尤为突出。自20世纪60年代以来,社会分层视角下卫生公平性的研究在欧美国家方兴未艾,研究者逐步将社会分层引入健康、疾病与死亡的研究中,发现个人的职业类别、教育程度、家庭收入、种族以及与社会经济地位相关的因素,均与个人的健康状况高度相关,这些因素导致的健康不平等不受时间和空间的限制[①]。但迄今为止,从社会分层视角下开展的卫生公平性研究,绝大多数把焦点放在健康不平等的研究上,以揭示不同优势的社会群体之间具有系统性差异的健康水平。

第一节　社会分层与健康不平等研究

健康不平等是指不同社会经济地位的个体或群体之间具有系统性差异的健康水平,如有学者认为穷人、少数民族、妇女等群体比其他社会群体遭遇更多的健康风险和疾病等社会不平等现象。从本质上讲,健康不平等是社会不平等的一种表现形式。[②] 不同社会经济地位群体之间的健康不平等研究又称为社会经济地位-健康梯度研究(SES-health gradient)。在当前的诸多研究中,具有代表性的有以下几类。

---

① Link, B G, Phelan J C. Social conditions as fundamental causes of disease[J]. *Journal of Health and Social Behavior*,1995,35:80-94.

Link B G, Phelan J C. Evaluating the fundamental cause explanation for social disparities in health[M]//Bird C, Conrad P, Freemont A. Handbook of Medical Sociology. Upper Saddle River, NJ:Prentice-Hall, 2000:33-46.

② 王甫勤. 健康不平等:社会分层研究新视角[N]. 中国社会科学报,2012-7-27(B03).

一、地位与健康——英国的白厅研究

白厅研究的第一期发生在 1967—1977 年,研究对象包括 18000 名年龄在 20～40 岁的男性公务员。该研究将公务员职务分为 4 类,依次为高级行政官员、专业人员或主管人员、一般职员、其他雇员。研究者首先调查了影响健康的生活习惯,在 10 年后进行了死亡率调查,尤其关注心血管疾病的发病率和死亡率。研究结果揭示,标志社会地位的职业阶层之高低与死亡率之高低有着非常重要的相关性。处在较低职位的公务员面临较高死亡率的威胁,而且大多数死于心脏病。公务员中最低阶层的人群死亡率比最高阶层几乎高出 3 倍。这一健康水平的悬殊,比英国整个社会最低阶层与最高阶层的差距还要大[①]。

白厅研究第二期发生在 1985—2008 年,研究对象包括 10308 名年龄在 35～55 岁的公务员。这些人来自 20 个政府机构,男性 6895 名,女性 3413 名。二期研究利用了体检报告和健康自评报告,研究结果再次证实 20 年前得出的结论。无论男女,较高的死亡率发生在职位较低的公务员中,而较低的死亡率则发生在职位较高的公务员中。在患病率方面,如心脏病、癌症、慢性肺病、肠胃病、抑郁症的患病率,社会阶梯之倾斜程度仍然惊人。针对成因问题,研究者调查了工作压力、在工作岗位能够得到的上级或同事支持、自我报告的工作能力和信心、饮食习惯、体育锻炼的频率、吸烟史以及生活满意度[②]等因素。

在上述影响健康的因素中,研究者认为与工作有关的"可控感觉"最为重要。白厅研究报告的撰写者并没有过多地讨论所谓可控感觉的社会成因,甚至没有仔细讨论为什么女性公务员的可控感觉低于男性公务员,而女性公务员的总体健康水平却高于男性。报告撰写者还需要讨论的问题包括:工作性质的可控感与涉及日常生活的可控感是否一致。前两期研究解答了一部分问题,同时提出了更多问题,白厅研究第三期正在进行。

埃尔斯塔德(Elstad)等在 1985 年和 1995 年对挪威 9189 名年龄在 25～49 岁的成年男性进行了 2 次追踪研究,研究结果显示:职业阶层越高,

---

① Marmot M G, Rose G, Shipley M, et al. Employment grade and coronary heart disease in British civil servants[J]. *Journal of Epidemiology and Community Health*, 1987,32(4): 244-249.

② Marmot M G, Smith G D, Stansfeld S, et al. Health inequalities among British civil servants: The Whitehall Ⅱ study[J]. *Lancet*, 1991, 337(8754): 1387-1393.

其自我健康评价也越高。在 1985 年,高级白领阶层、中间职业阶层、体力劳动阶层和无业阶层自我健康状况评价较差的比例分别是 8.1％、9.9％、12.9％和 36.2％;到 1995 年时,四个阶层自我健康状况评价较差的比例分别是 11.4％、17.1％、20.4％和 55.9％,研究证实了不同阶层等级之间存在明显的健康梯度,而且这一梯度还在不断加大[1]。

二、收入差距与健康

加州大学伯克利分校的伦纳德(Leonard)指出:"对于健康和幸福来说,社会经济状况问题是压倒一切的重要风险因素,它从来如此,而且今天仍然是这样。"人们早已认识到,难以得到优质的教育,医疗保健条件差,住房环境卫生不良,就业不稳定等,会给低收入者带来不良的健康结局,这一观点在学界已逐渐形成共识。

美国学者乔治·戴维·史密斯(Geoge Davey Smith)和其他学者的研究结果显示,收入水平和死亡率存在着梯度变化的关系,对于年收入 7500美元的个人,其死亡率与年收入 32500 美元者相比,几乎高出 2 倍[2]。社会中贫困人群的死亡率明显比富裕人群的死亡率高出 2～3 倍。这些收入水平与健康的梯度关系,在研究人员收集数据的几乎所有国家,都不同程度地存在。显示对生活贫困人群不利的健康梯度,在两种性别、绝大多数的死亡原因和几乎所有的年龄组中,都可见到。健康退化斜率特别有规律,沿着社会等级排序向下看,死亡率几乎完全按收入群体排序。

普罗珀(Propper,1992)对英国国民健康的公平状况进行了深入分析,在使用英国国民健康调查数据的基础上,采用集中指数测量方法,健康衡量则包括慢性病、急性病、自评健康等。研究结果显示,在各个指标上基本都存在亲富人的健康不平等,富人相对穷人健康状况更好,这与富人拥有显著更高的社会经济地位密切相关。

在收入与健康之间有一个梯度曲线关系,在个体的收入满足了所有个人需要这一点之前,个体的收入越高,他或她的健康状况会越好,预期寿命

---

① Elstad J I, Krokstad S. Social Causation, Health-Selective Mobility, and the Reproduction of Socioeconomic Health Inequalities over Time: Panel Study of Adult Men[J]. *Soc Sci Med*, 2003, 57(8): 1475-1489.

② Lynch J W, Smith G D, Kaplan G A, et al. Income inequality and mortality: Importance to health of individual income, psychosocial environment, or material conditions[J]. *BMJ*, 2000, 320(7243): 1200-1204.

也越长久。超过了这一点,财富的多少与预期寿命的关系就不复存在,而且,即使收入和消费进一步增长,也未必能延长他或她的寿命。

为此,更多的研究者关注收入差距与健康的关系。美国无疑是世界上最富有的国家,但它的平均预期寿命在富有国家中的排序却名列榜尾。根据 1999 年的资料,美国的出生预期寿命为 76.7 岁,低于大多数欧洲国家,甚至不及希腊 78.1 岁、西班牙 78 岁等富裕程度不及美国的国家。像日本、瑞典等更为平均主义的国家,就比英国或美国等收入差距更大的国家更为健康(Wilkinson,1996)。

为了回答这一问题,福特汉姆创新和社会政策研究所(Fordham Institute for Innovation and Social Policy)的米润国夫(Miringoff)及其同事们一直在跟踪美国的社会健康。他们研究设立一个类似于美国道琼斯工业指数的综合指数,即社会健康指数(index of social health),由婴儿死亡率、预期寿命、青少年自杀率、暴力犯罪、保健费用、少年吸毒、少年分娩以及虐待儿童等组成。令人惊讶的是,20 世纪 80 年代以后,当道琼斯工业平均指数持续增长,并从 1000 增长到接近 10000 时,国家的社会健康指数却停滞不前,仍然在 50 左右。由此可见,对于发展中国家而言,平均收入与健康紧密相关,但对于发达国家,收入差距则更为重要。

1996 年,两个同时发表的研究报告指出,美国人的收入差异与健康状况有关。这些研究分别独立地考察了美国 50 个州的家庭收入差距程度和州一级各种(及特殊)原因引起的死亡率偏差。卡普兰(Kaplan,1996)对各州采用从最低收入算起的 50% 家庭所得的总收入的份额作为收入分布的尺度。如果家庭收入完全均等,则从最低收入算起的 50% 家庭所得的总收入正好是所有家庭总收入的一半。但实际上,从最低收入算起的 50% 家庭所得的总收入的这一份额仅为 17.5%～23.6%。研究发现,不论性别还是种族,这个收入差距尺度与总体按年龄统一的标化死亡率都有紧密的联系。肯尼迪等(Kennedy,Kawachi,and Prothrow-Stith,1996)利用所谓的罗宾·胡德(Robin Hood)指数考察了收入差距与死亡率之间的关系。罗宾·胡德指数大致上可以理解为:为了达到收入均等,必须从高于平均数者向低于平均数者转移的总收入份额。甚至在调整了贫困率和中值收入以后,罗宾·胡德指数每增加一个百分点,每 10 万人中,就要多 21.7 人死亡。也就是说适当减少收入差距对公众健康也会有重要的影响。收入差距越大,不仅会造成较高的总体死亡率,而且因心脏病突发、癌症、杀人和婴幼儿死亡等原因造成的死亡率也较高。收入差距和贫困两者加在一起,可能占总死亡率偏差的 1/4。

林奇(Lynch,1998)研究显示,在美国 282 个都市统计区中,收入差异的范围也似乎是最主要的健康决定因素之一。收入最平等的 25％都市统计区(大约 70 个城市)的死亡率明显低于收入最不平等的 25％都市统计区。这种差距相当于消除所有因癌症、糖尿病、机动车碰撞、艾滋病、自杀和他杀等而死亡的人数。

在美国,一些最活跃的研究正在探讨收入差距影响健康的种种机制。到目前为止,至少已经提出了三个通道:一是收入差距同公众教育和其他形式社会消费投资低下相关联;二是收入差距会导致社会凝聚力和社会资本的腐蚀;三是收入差距会通过令人厌恶的社会攀比给人以压力并损害健康。

三、教育程度与健康

受教育程度高的人总体上更了解健康生活方式的优点和预防保健的重要性,当他们出现各种健康问题时,能够更好地且有更多机会获得医疗卫生服务。总之,良好的教育能促使人生活得更健康,也能提高一个人解决问题的能力。例如,一项由芬兰社会医学家伊尔罗·拉赫马(Eero Lahelma)和塔帕尼·尼尔柯南(Tapani Valkonen)在芬兰、丹麦、瑞典、英格兰、威尔士、挪威和匈牙利等国进行的有关健康状况的研究发现,受教育程度比收入水平和职业地位具有更好的可比性,在每个国家中,受教育程度最低的人群死亡率最高。

另外,一项由凯瑟琳·罗斯和吴柴玲(Catherine Ross and Wu Chailing, 1995)[1]在美国进行的重要研究发现,受教育程度高的人群与受教育程度低的人群相比,前者主观上更多地感到工作充实、有价值,且收入更高,较少出现经济困难,而且前者感觉对于自己的生活和健康状况具有更大的调控力。受教育程度高的人通常较少吸烟,更多地参加体育锻炼,经常去医院做健康体检,而且饮酒比较适量。罗斯和吴柴玲的研究结果非常重要,因为它解释了为什么健康状况和受教育程度之间具有特别强的相关性。实际上,这种相关性随着生命的延续不断加强,受教育程度低的人出现疾病和伤残的可能性随着年龄增加越来越大,而且期望寿命越来越低。例如,莎拉·阿伯(Sara Arber,1993)在研究整个生命周期的慢性病时发现,英国低

---

① Ross C E, Wu Chailing. Education, Age, and the Cumulative Advantage in Health [J]. *Journal of Health and Social Behavior*, 1995, 37: 104-120.

社会阶层的老年人的健康状况显著差于那些受教育程度高、富裕的老年人。无技能的工人慢性病的患病率最高，而高级专业人员慢性病的患病率最低。在 25 岁以下年龄组，由社会阶层反映的健康状况的差别很小，但在 25 岁之后开始增大。

受教育状况随年龄、民族或种族不同而有差异。1996 年，在受教育年限大于 16 年的妇女中，有 94.7％的白色人种妇女和 88.9％的黑色人种妇女在首次怀孕时接受了产前检查，而高中以下教育程度的妇女接受产前检查的比例低于 70.0％。慢性疾病、传染性疾病和意外伤害的死亡率也与受教育程度有关。1995 年，教育年限小于 12 年的美国男性慢性病死亡率是受教育年限在 12 年以上的男性死亡率的 2.5 倍，在女性中为 2.1 倍。在美国所进行的持续 26 年的关于受教育程度和死亡率或发病率之间的研究均显示，受教育程度与死亡率存在等级关系，受过大学教育的人的死亡率水平显著低于只受过高中以下教育的人。尽管美国居民的死亡率呈现逐年下降的趋势，但在受教育更高的人群中其下降幅度更大。[1]

四、健康不平等研究在中国

与国外相关研究的蓬勃兴盛相比，国内医学社会学界关于不同社会分层群体间健康不平等的研究还远未得到重点关注。

劳瑞(Lowry)等运用中国 2005 年 1‰人口抽样数据，对中国城乡人口的健康不公平状况进行了详细的分析，并重点检验了社会经济地位与人们健康状况之间的关系随着年龄变化的趋势。该研究发现，无论是农村还是城市，人们的健康状况同他们的收入水平存在着正向相关关系；另外，他们还发现，随着人口年龄的增长，不同社会经济地位人口的健康不公平呈扩大的趋势，说明社会经济地位对健康的影响有累积效应[2]。

周菲等采用进城务工人员数据，检验了进城务工人员自评健康与收入之间的相关关系，并重点考察了社会经济地位的作用。她从中国的现实情况出发，选取职业来代表社会经济地位，得到的主要结论是进城务工人员的

---

① 刘丽杭，唐景霞.社会经济地位对居民健康公平的影响[J].中国卫生经济，2004，23(6)：40-42.

② Deborah L，Xie Yu. Socioeconomic Status and Health Differentials in China：Convergence or Divergence at Old Ages？[R] Population Studies Center Research Report，No. 09-690，University of Michigan，2009.

自评健康与收入呈现正相关关系[①]。

　　笔者曾利用 2003 年全国卫生服务调查浙江省的资料,选择职业地位、收入水平和教育程度作为区分不同社会阶层的客观变量,以两周患病率和慢性病患病率作为评价健康公平性的指标,用 Logistic 回归的方法对我国不同社会阶层的健康公平性进行分析。结果显示,浙江省居民两周患病率为 116.8‰,慢性病患病率为 169.0‰。Logistic 回归模型显示,不同职业地位、收入水平和教育水平人群的健康公平性有显著性差异[②]。

　　河海大学孙其昂和李向健通过提炼 CGSS 2008 中城乡居民自感健康及其影响因素的相关数据[③],利用多元线性回归分析了居民的个体特征、客观社会分层与主观社会分层等对其自感健康水平的影响。研究发现,中国居民的健康水平在城乡之间、地区之间以及不同收入组别之间均存在着较大的差异,居民的社会分层状况成为决定其健康水平的主要原因。作为对普遍存在的健康不平等的主观感知,自感健康不平等的状况在不同组群人员之间存在着显著的差异。从总体上说,处于社会分层较高位置的人群自感健康水平高于处于社会分层较低位置的人群。

　　仲亚琴[④]等利用“中国健康与养老追踪调查”2011—2012 年的数据,计算集中指数,分析不同社会经济地位老年人的健康公平性,结果显示,自评健康不良和日常生活活动能力受损呈现反向的社会经济梯度,经济水平越低,自评健康不良率和日常生活活动能力受损率越高,未就诊率和未住院率越高;教育程度越低,未就诊率和未住院率越高;城市老年人的健康状况和卫生服务利用高于农村老年人,东部老年人的健康状况和卫生服务利用高于西部老年人。由此可见,不同社会经济地位的老年人存在健康不公平。

　　但也有研究指出,在中国,社会经济地位的健康梯度并不如在西方国家明显,有时甚至是相反的。如有的研究发现,蓝领阶层和白领阶层之间没有明显的健康差异,蓝领的健康甚至更好,尤其是农村的体力劳动者(Lowry Deborah and Xie Yu, 2009)。而教育的健康回报仅仅体现在是否完成了小学教育,初中及其以上人群中并没有体现出教育的健康优势(王甫勤,

---

①　周菲. 城市农民工收入与健康:职业地位的影响[J]. 经济论坛,2009,11(22):49-52.

②　陈定湾,何凡. 不同社会分层的健康公平性研究[J]. 中国卫生经济,2006,25(8):17-19.

③　孙其昂,李向健. 中国城乡居民自感健康与社会分层——基于(CGSS)2008 年的一项实证研究[J]. 统计与信息论坛,2013,28(12):78-83.

④　仲亚琴,高月霞,王健. 不同社会经济地位老年人的健康公平研究[J]. 中国卫生经济, 2013,32(12):21-23.

2011)。这一健康"悖论"与不少对其他东亚、东南亚国家或地区的研究一致。如人们在新加坡以及我国香港和台湾地区都曾发现,社会经济地位越高,人们患肥胖和心脏病的概率就越高[1]。

总之,国内关于健康的社会不平等以及性别不平等的研究还很不够,且结果并不一致。当前研究的局限主要有三个方面:第一,健康是一个多维的指标,而目前多数研究集中于生物学指标,如发病率、患病率、死亡率,或者是单一的自我健康主观评价,缺乏包含心理维度的健康综合评定;第二,国内社会分层与健康不平等的专题调查,多数是基于"国家卫生服务调查"、"中国综合社会调查"等,存在一定局限性,如社会阶层划分中,对在校学生、家庭主妇、离退休人员的职业难以归类;第三,国内研究很少探索导致健康不平等现象的根源和通道机制。

第二节　社会分层与卫生服务公平性研究

卫生服务研究是从卫生服务的供方、需方和第三方及其相互之间的关系出发,研究卫生系统为一定目的合理使用卫生资源,向居民提供预防、保健、医疗、康复、健康促进等卫生服务的过程。其主要研究内容包含社会因素对卫生系统的影响、评价人群的医疗卫生服务需要、卫生资源的合理配置和有效使用、卫生系统的组织结构与功能、卫生系统的经济分析以及卫生服务的效果评价。本节从社会分层视角出发,对不同社会分层群体之间卫生服务公平性差异的国内外研究进行一定的梳理,主要从卫生服务需要、卫生服务利用和医疗保障水平三个方面衡量卫生服务的公平性。

一、社会分层与卫生服务需要

卫生服务需要主要取决于居民的自身健康状况,是依据人们的实际健康状况与"理想健康状况"之间存在的差距而提出的对医疗、预防、保健、康复等卫生服务的客观需要,包括个人觉察到的需要和由医疗卫生专业人员判定的需要。对于卫生服务需要的测量指标,主要有两周患病率、慢性病患

---

① Malhotra R, Malhotra C, Chan A, et al. Life-course socioeconomic status and obesity among older singaporean Chinese men and women [J]. *Journals of Gerontology. Series B: Psychological Sciences and Social Sciences*, 2013, 68(1): 117-127.

病率等疾病频率指标,两周卧床率、两周活动受限率、两周休工(学)率和两周患病天数等疾病严重程度指标,通常可以通过家庭健康询问抽样调查得到。

笔者曾利用2003年全国卫生服务调查浙江省的资料,以职业地位作为区分不同社会分层的客观变量,以两周患病率和慢性病患病率作为评价健康公平性的指标,用洛伦兹曲线法对不同社会阶层的健康公平性进行分析。结果显示,两条洛伦兹曲线均位于公平线的下方,两周患病率和慢性病患病率的基尼系数分别为0.181和0.284。

北京大学汤淑女和简伟研[①]从"中国家庭动态追踪调查"2009年截面调查资料中提取北京和上海两地18~60岁工作人群,采用Logistic回归模型,分析了自评社会地位工作决策自由度及收入与慢性病患病率的关系。结果显示,在北京和上海两地,慢性病患病率在不同主观社会地位、不同收入人群之间的分布无显著性差异,但在工作决策自由度上,自由度较高者,慢性病患病风险较高。由此认为工作状态与慢性病关系紧密,且在发展中国家,此种关系的趋势与发达国家的研究结果不尽相同。

二、社会分层与卫生服务利用

卫生服务利用是指根据卫生需要及卫生资源情况,充分发挥卫生系统潜力,在有限的卫生资源条件下,提高卫生服务利用率。

卫生服务利用的公平性分为水平公平与垂直公平。所谓水平公平,是要求对具有相同卫生保健需要的人群,应提供相同的卫生服务,而不论其支付能力(或收入)如何。而垂直公平则是具体到每一个个体,对所处状态不同的每一个个体,应给予不同的处理。

卫生服务利用的绝对公平原则是容易解释的,也是容易衡量的。一个人的卫生服务利用与非需要因素(影响居民卫生服务利用的社会经济变量,如职业、收入、教育程度等)没有关系就可以理解为利用公平,建立回归模型或者进行相关分析就可以简单地回答这个问题。但是事实上,绝对的利用公平只是理论上的一个理想状态,更多时候,我们并不能得到这一结果;相反,我们往往要探讨的是目前卫生服务利用的不公平程度如何,影响不公平的因素有哪些,哪些是主要因素,这些因素是如何发挥作用,等等。这个过

---

① 汤淑女,简伟研.社会经济地位与慢性病患病的关联——基于北京和上海工作群体的实证研究[J].中国卫生政策研究,2012,5(1):51-55.

程不仅涉及某个单一变量的离散程度(如经济收入或者受教育水平的差异),还要关注变量之间的相关性(如经济收入和个体的受教育水平均可能对卫生服务的利用产生影响,同时经济收入也会直接影响个体的受教育水平),是比较复杂的。

希腊学者雅尼斯·汤恩塔斯(Yannis Tountas)在一项涉及 1005 个样本的调查研究中发现,对于初级卫生保健服务的利用,社会阶层较高的人群和那些拥有私人保险的人群要高于其他人群,而一般社会人口学因素和社会经济因素对住院服务的利用没有明显影响[①]。

解垩(2009)[②]基于 CHNS 数据,以"四周住院天数"作为医疗服务利用的测度指标,考察了居民医疗服务利用不平等的问题。结果表明,中国存在偏富人的医疗服务利用不平等,收入因素约贡献医疗服务利用不平等的 17%,医疗保险等因素对医疗服务利用的不平等也起到了正向加剧的作用。

三、社会分层与医疗保障水平

哈尔滨医科大学马亚娜等利用 1983—1994 年 4 次人群健康调查的资料,描述了巴塞罗那居民健康水平、健康相关行为和卫生服务利用的社会阶层不平等趋势的演化过程。其卫生服务利用指标包括:调查前 2 周内是否看过病和调查前 1 年内是否住院。结果显示,在所进行的一系列健康调查中,卫生服务利用几乎看不到社会阶层的差异。近几年,在西班牙的许多研究中均未发现各个社会阶层在就诊和住院方面的差异。然而,在 20 世 80 年代的早期研究中却发现:当考虑不同层次需要时,卫生服务利用具有社会阶层差异性,较低阶层和自觉健康状况较差人群卫生服务利用较少。这种变化可解释为,20 世纪 80 年代末,西班牙实行了具有广泛卫生服务覆盖面的国家卫生体制,此系统资金来源于所得税,绝大多数卫生设施是公立的,服务面广泛且免费。它的服务遍布所有阶层,另一个相关原因是始于 1984 年初级卫生保健改革的扩大,这次改革是以阿拉木图会议为指导原则的。西班牙新的初级卫生保健改革包括建立卫生保健中心,由专业人员以团队合作形式开展工作,此改革在巴塞罗那有助于减少卫生领域的社会不公平,

① Tountas Y, Oikonomou N, Pallikarona G, et al. Sociodemographic and socioeconomic determinants of health services utilization in Greece: The Hellas Health I study[J]. *Health Serv Manage Res*, 2011, 24(1): 8-18.

② 解垩. 与收入相关的健康及医疗服务利用不平等研究[J]. 经济研究, 2009(2): 92-105.

同时能够优先考虑周围贫困地区。因此,初级卫生保健改革提高了卫生服务的可及性,减小了不同社会阶层对卫生服务利用的差异,但详细情况还需要进一步深入研究。

西班牙学者 Carme Borrell 在加泰罗尼亚地区进行了一项调查研究,共涉及年龄在 14 岁以上的 12245 人。该研究证实,在被调查人群中,大约有1/4 的人拥有私人医疗保险,但这一比例在不同社会阶层人群中是有明显区别的,第一阶层和第二阶层人群可以达到 50%,但第四阶层和第五阶层大约只有 16%。不同社会阶层人群在两周就诊率和过去一年的住院率等卫生服务利用方面没有明显区别。但在等候时间上,有购买私人保险的等候时间平均为 18.8 分钟;而同样是参加国家医疗保险(National Health Service,NHS)的人群,第四阶层和第五阶层的等候时间也要长于第一阶层和第二阶层,分别为 35.5 分钟和 28.4 分钟[①]。

第三节 社会分层导致健康不平等的通道机制研究

人们早就意识到,教育、医疗、住房、就业、行为、压力等方面的因素,造成了不同社会分层群体之间健康的梯度差异,但哪些是决定健康的最重要因素,或者说对于社会分层所造成的健康不平等的机制和通道,学术界仍有不少争议,也有不少实证研究。但总结起来,主要包含以下几种观点。

一、布莱克报告的四种解释

英国的布莱克报告(*Black Report*)于 1980 年发布,除了发现不同社会经济地位的人们在死亡率和发病率方面存在显著的差异外,更重要的是提出了关于健康不平等的理论解释,分别被称为虚假相关论、自然和社会选择论、唯物主义论,文化行为差异论。

一是虚假相关论,认为人们的健康水平同他们的社会经济地位之间并没有真正的相关关系,统计学上出现的相关关系只是由于测量的误差所致,这种观点没有得到各国实证研究的支持。

---

① Borrell C, Fernandez E, Schiaffino A, et al. Social class inequalities in the use of and access to health services in Catalonia, Spain: What is the influence of supplemental private health insurance? [J] *Int J Qual Health Care*, 2001, 13 (2): 117-125.

二是自然和社会选择论,又称健康选择论,在解释不同社会分层人群的健康差异时,健康选择论强调不健康的状态和身体残疾是决定社会经济地位的重要因素,这一影响通过限制高等级社会经济地位的获得而达到。如健康状况较差和身体残疾的儿童更难被批准进校,这严重阻碍了他们获得良好的教育,从而降低了他们得到一份高报酬工作的可能性。而对成人而言,低的健康水平也限制了劳动力参与,要找到并维持一份工作或者赢得更高价值职位的能力也受到限制。因此,健康选择论认为并非差的社会经济地位导致健康不平等,而是健康状况差导致了低的社会经济地位。

三是唯物主义论,认为同阶级结构相关的物质资源是健康不平等的重要原因。根据这一假说,对物质资源(诸如住房状况、食物获得、个人交通、医疗保健)具有差异的可获得性会带来健康的不平等。物质和资金的约束可能限制了人们追求更加健康的生活。有关职业健康的研究也表明,很多职业种类对于健康有直接的伤害性影响,包括物理性的和化学性的,同时这些职业聚集在低社会经济地位人群中。如在很多发展中国家,大量的劳动力在享有良好的工作环境和工作安全方面缺乏法律保护。布莱克报告比较倾向于这种解释,这种观点发展成为后来的"社会因果论"。王甫勤(2011)基于中国的微观调查数据进行研究,发现社会流动降低了健康不平等,从而在侧面上证实了"社会因果论"所强调的机制更具有说服力。

四是文化行为差异论,认为健康不平等是由于人们的健康相关危险行为引起的,如吸烟、不良饮食习惯、公共卫生、卫生服务利用不当等,而这些行为在不同的社会群体间有明显的不同。但布莱克报告同时批评了这种基于个人特质的文化和行为解释。作者认为个人行为是特定社会生活和物质背景下的结果,换句话说,健康行为本身只是社会物质结构与健康结果之间的中介变量。他们指出,降低健康的社会不平等不只是改变个人生活方式的问题。事实上,个人生活方式也要受到其社会和物质条件的影响。如当穷人社区缺乏体育设施时,很难想象他们会坚持体育锻炼。在社会学和公共卫生研究领域中,对于健康不平等问题的理论解释和争论一直围绕"社会因果论"和"健康选择论"的解释力展开,并持续至今。

二、医疗保健在社会分层—健康梯度中的作用

对于社会分层如何影响健康的一个假设是,在很大程度上是通过医疗保健来运作的。没有医疗保险者的困境和一些研究均表明,社会分层地位低下群体,从医疗保健体系中获益更少。即使是在医疗保险覆盖的人群中,

使用医疗保健服务也会因社会经济地位和人种不同而有差异。同样，即使在提供医疗保健全面覆盖的加拿大，有研究表明，那些社会经济地位好的人较多找专家看病。尽管保健差异由于社会经济地位而存在，但在死亡率和发病率等方面，医疗保健差异在社会分层—健康梯度中只占很少的一部分。

同社会经济状况因素相关联的医疗保健差异仅占社会分层—健康梯度的一小部分的主要原因是：医疗保健因素在人的健康决定因素中只起到很小的作用。美国疾病预防与控制中心的一项研究认为，只有10％的早产婴儿死亡率归咎于不合理的医疗保健，而明显的反差是，50％的早产婴儿死亡率归因于行为生活方式，20％归因于生活环境，20％则属于遗传问题。

医疗保健在社会分层—健康梯度中起着比较小的作用还有其他证据。在提供更全面的医疗保险覆盖方面，实施国家医疗保险制度的国家，如英国和加拿大，也发现了社会经济地位梯度。在逻辑上可以这么推测，如果无论贫困或富有，都可以得到高质量的卫生服务，那么低社会分层人群的疾病发病率和患病率就会降低。第二次世界大战后，英国政府为了低社会分层的人群也可以获得优质的医疗服务，引入了国家医疗服务体系，这个体系一直承担着保障英国全民公费医疗保健的重任。这一服务体系遵循救济贫民的选择性原则，而且提倡普遍性原则。凡有收入的英国公民都必须参加社会保险，按统一的标准缴纳保险费，按统一的标准享受有关福利，而不论收入多少，福利系统由政府统一管理实行。但相关研究结果显示，仅仅实现卫生服务公平性，并不能减少社会分层之间的健康水平差距，低社会分层人群的死亡率依然居高不下。其主要原因是穷人和富人之间生活条件和生活方式的差别依然存在，贫穷的生活环境和较差的营养状况仍不断影响着低社会分层人群的健康状况。1980年，英国布莱克报告不仅发现了不同职业人群之间的死亡率存在巨大差异，而且也发现了这种差异并没有减小。该报告清楚地表明，英国较低职业地位的工人的期望寿命显著低于较高职业层次人群的期望寿命，而且这种健康水平随着职业层次下降而下降的趋势并没有得到改善。

医疗保健差异仅占社会分层—健康梯度的小部分的另外一个原因是医疗保健体制在应付预防上只花费了比较少的时间和资源。人们一旦生病，他们得到的医疗保健质量当然是重要的，但最终对他们健康状况影响最大的是生过病这个事实，而不是对他们曾经做过治疗的医疗保健。由于对预防疾病不够重视，因此社会势力对疾病发展的影响超过了提高医疗保健服务的影响。

三、行为生活方式在社会分层—健康梯度中的作用

作为健康社会决定因素之一，健康行为和生活方式在人的健康中起到的作用已毋庸置疑。那么，这是社会分层影响健康的一个主要通道就不足为奇了。对于重要的疾病来说，主要的行为危险因素，如吸烟、饮酒、高脂饮食、肥胖、缺乏运动和锻炼、工作环境等，对社会分层显示出健康结果相同的梯度关系。

吸烟曾经在社会经济地位好的人群中非常普遍，当时吸烟并不被认为是一个健康危险行为，而仅仅是一个消费行为。然而，当吸烟对健康的影响公之于众时，那些接受教育多且富有的人，很快地采纳并接受这些信息，高社会分层的人比低社会分层的人更快地停止了吸烟。结果是，吸烟的社会经济地位类型发生了变化，当前在低收入人群中吸烟更为普遍，对于一些年轻人，这种联系更加强烈。尽管在20世纪70年代和80年代中期，社会经济地位在肺癌梯度中反映还不明显，但最近的数据表明，在社会经济地位低的层面，肺癌更为普遍。

从饮食习惯来看，高脂肪食物曾经是高收入人群的主要食物，当时的社会流行吃牛排、烤肉等高脂肪食物。与烟草一样，高脂肪食物的危害更容易被那些社会经济地位高的人所了解。除了更容易知晓与健康有关的信息外，那些拥有更多社会经济资源的人更容易实施行为改变。一项研究对苏格兰一个较贫困的邻里和一个富裕的邻里的健康食品的价格和能否买到进行了比较，在贫困邻里，健康食品难以买到，而且价格高。

肥胖作为一项非常重要的危险因素，所带来的影响会随着社会经济地位的降低而增加。这个梯度和同它并列的吸烟、饮酒和长期坐着的生活方式的梯度，都是社会因素形塑的。垃圾食品广告的目标对象和快餐食品销售的地点都是适应社会经济地位低下的人群和邻里的。

低社会分层群体居住的社区，严重缺乏增进健康活动的设施。在贫困地区，居民可以安全地散步或跑步的地方甚少，住在不太安全地区的人们与住在安全社区的人们相比，体育锻炼更少，这样，住在不富裕地区的居民比住在更好的社区的人，在体育锻炼方面需要更多的激励，因为他们要锻炼就需要克服更多的障碍。

工作环境可以培养也可以束缚与健康有关的行为，有些公司提供健身房或健身设施，但往往不是所有员工都能够均等地使用这些健身资源，这些设施通常被称为"高级主管的体育馆"，说明进入是有限制的。使用公司的

或私人的健身房由公司付费,这是对高级主管职位的一项优惠,低社会地位的工作岗位缺少灵活性,使得那些雇员更难将增进健康的活动纳入工作日程。一项对一组公共汽车司机的研究就是一个很生动的例子。该研究发现,公共汽车司机中不可控因素的发生率很高,不能变更的时间表使得许多患有高血压的司机不能按时服药,因为小便会增加他们去洗手间的频率,经常去洗手间而停车就没法执行运行时间表。司机们只好停止服用药物来解决这个进退两难的问题。

韦伯对生活方式的界定和发展作出了巨大的贡献。他根据社会声望和生活方式区分不同类型的地位群体,并认为特定地位群体之所以能够发展起来,最重要的是发展出一套特定的生活方式。布迪厄从饮食习惯和运动偏好两个方面研究了专业技术阶级和工人阶级之间的区隔。他发现工人阶级更注重维持体能,而专业技术阶级更注重保持身形。科克汉姆在此基础上结合韦伯和布迪厄关于生活方式的论述提出了(健康)生活方式生产和再生产的综合模型,认为在社会结构(主要是阶级结构、年龄、性别、种族、集体行为和生活条件等)和社会化以及经历的影响下,个体形成了对健康生活方式的选择,进而形成了健康生活方式的行动倾向(惯习)并发生生活方式行为(如吸烟、饮酒、安全行驶运动和常规体检等)。这些行为模式形成了健康生活方式,这些方式又会影响他们的行动倾向(惯习)。

王甫勤(2012)通过中国综合社会调查数据分析了中国民众健康不平等的形成过程,发现同欧美主要发达国家一样,中国民众也存在明显的健康不平等,社会经济地位越高的人其健康水平越高,社会经济地位主要通过健康生活方式影响人们的健康水平,其影响机制可以描述为社会经济地位越高的人越倾向于拥有和维护健康生活方式,而健康生活方式又直接影响了人们的健康水平。

四、其他从社会分层到健康的通道和机制

健康行为和生活方式是社会分层影响健康的一个重要通道,在社会分层与健康的关系中,大约有1/3看起来是与健康行为有关的。然而,这其中的许多联系还得不到解释。社会分层的影响无处不在,因而社会经济因素影响健康有许多通道。

人们生活的社会环境一样可以影响健康。社会环境的一个主要方面就是住在其中的人暴露于压力之下,越不公平的社会环境就会存在越多的压力源,就会导致更差的总体健康水平和更低的期望寿命。那些社会分层高

的人更多地免受压力,并且通常能动用更多的资源来应付压力,而社会分层低的人更多地暴露于压力下以及拥有更少的资源来应付那些威胁。因此,社会分层低的人,其与压力反应有关的身体变化的过程,有更多的积累暴露,这种逐渐增加的暴露会对身体产生累积负担,这种负担又增加了身体易受许多疾病攻击的可能性。

在缓解社会经济因素对健康的影响方面,社会心理作用也扮演着重要的角色。社会网络、社会信任和社会关系对于健康有很大的影响,一个社会的社会经济不平等(特别是收入分配不平等)程度过大会使得社会信任、社会互惠和公众参与不足,这将带来社会资本和社会凝聚力的缺乏,而社会资本又通过多种途径影响健康。

第五章 研究思路与方法

本章主要介绍社会分层视角下卫生公平性研究的理论框架、数据来源与方法、研究的重要变量及其测量三方面内容。

第一节 理论框架

社会分层视角下卫生公平性研究的理论框架如图 5-1 所示。社会分层是一种客观事实,从古至今,国内外不同社会学家有其各自的研究视角,亦有着深厚的理论基础,由此也形成了多种社会分层的划分标准,但总的来讲,所占有社会资源的类型和水平是划分社会分层的重要标准①,职业地

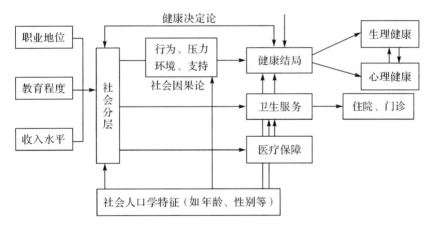

图 5-1 社会分层视角下卫生公平性研究的理论框架②

---

① 社会资源类型可以分为组织资源、经济资源、文化资源。组织资源包括行政组织资源和政治组织资源;经济资源主要是指对生产资料的所有权、使用权和经营权;文化资源主要是指社会所认可的知识和技术。

② 图中单向箭头表明一种潜在的因果假设,表示人的健康水平除受行为方式、心理压力、医疗保健、工作环境等社会分层因素的影响外,还受到其他因素的作用。

位、收入水平和教育程度是构成社会分层的重要指标，综合反映了个体所处的社会经济地位。在本研究中，社会分层对卫生公平性的影响分为三个维度——健康公平性、卫生服务利用公平性和医疗保障公平性。

首先，从已有的研究来看，不同社会分层群体之间存在系统性和阶梯性的健康差异已形成共识，穷人、少数民族、妇女等低社会分层群体比其他社会群体容易遭遇更多的健康风险和疾病，即形成社会分层—健康梯度关系。WHO关于健康的定义是：健康是一种在身体上、精神上的完满状态，以及良好的适应力，而不仅仅是没有疾病和未衰弱的状态。这就是人们所指的身心健康，也就是说，一个人在躯体健康、心理健康、社会适应良好三方面都健全，才是完全健康的人。基于此，在本研究设计中，不仅评价研究对象的生理健康和疾病状态，同时也包含了心理健康的测量。社会分层导致健康不平等的机制和通道，学术界仍有不少争议，主要包含两种观点：健康选择论和社会因果论。相对而言，社会因果论的解释力要比健康选择论强。从可能存在的通道和机制上看，社会经济地位可以通过行为生活方式、社会心理压力、医疗保健水平、生活工作环境和社会支持等多方面影响人们的健康结局。

其次，由于教育程度、职业地位、收入水平和城乡差异，不同社会分层群体之间医疗保健意识、费用支付能力和卫生服务可及性等方面存在明显的差异，从而导致在不同社会分层群体之间卫生服务利用的不公平。在本研究中，卫生服务利用的评价指标主要由门诊服务利用和住院服务利用两大部分组成。

再次，随着新医改的不断推进，我国已经基本实现医疗保障制度全覆盖。但长期以来多种医疗保障制度并存，城镇职工基本医疗保险、新型农村合作医疗和城镇居民基本医疗保险，这三大医疗保障制度的筹资额度、保障能力、补偿水平等方面还存在巨大的差异。因此，职业作为不同社会分层重要的划分标准之一，形成了不同社会分层群体之间医疗保障水平的不平等。

最后，个体的社会人口学特征，如年龄、性别等，对个体的健康水平、行为生活方式、社会心理压力以及卫生服务的需求程度都会带来一定的影响。

第二节　数据来源与方法

本研究采用的数据来自2013年10月份在浙江省3个县（市、区）进行的问卷抽样调查。本节主要介绍调查地的选择与概况、样本选取、问卷的设计和修改过程,以及抽样调查过程和质量控制。

一、调查地的选择与概况

本研究综合考虑了社会经济发展水平和区域分布,选择杭州萧山区、宁波奉化市和衢州开化县作为问卷调查的 3 个样本县(市、区)。主要考虑 3 个方面的原因:一是按社会经济发展水平,杭州萧山区为经济发达地区,宁波奉化市为经济中等地区,衢州开化县为经济欠发达地区;二是按区域分布,杭州萧山区属于杭嘉湖地区,位于浙江省北部,宁波奉化市属于浙江东中部地区,衢州开化县属于浙江西部山区;三是样本县(市、区)涉及市、县、区三种县级行政区划。综合这三方面考虑,课题组认为选取的这 3 个样本县(市、区)在浙江省而言具有较好的代表性。

萧山区是浙江省杭州市市辖区,位于浙江省北部、杭州湾南岸、钱塘江南岸,地处中国县域经济最为活跃的长三角南翼,东邻绍兴市柯桥区,南接诸暨市,西连富阳市,西北临钱塘江,与杭州主城区一江之隔,北濒杭州湾,与海宁市隔江相望,陆域总面积 1420.22 平方千米。萧山是中国大陆综合实力最强的县(市、区)之一,连续多年被评为"中国十强县(市、区)",综合实力居浙江各县(市、区)首位,被誉为"浙江文明之源头"、"浙江交通之枢纽"、"浙江经济之首富"、"浙江休闲之胜地"、"浙江民生之乐园"。

萧山区现辖 14 个街道,12 个建制镇。根据第六次人口普查数据显示,截至 2010 年 11 月,萧山区常住人口为 151.13 万人,其中:居住在城镇的人口为 100.22 万人,占 66.31%,居住在乡村的人口为 50.91 万人,占 33.69%。2013 年,全区实现生产总值(GDP)1663.53 亿元。按户籍人口计算的人均 GDP 达到 134182 元,按当年平均汇率折算,人均 GDP 达到 21668 美元。根据抽样调查,全年城镇居民人均可支配收入 44412 元,人均生活消费支出 26406 元,恩格尔系数为 0.338。全年农村居民人均纯收入 23077 元,人均生活消费支出 19603 元。城乡居民居住条件进一步改善。2013 年末,城镇居民人均住房建筑面积为 48.9 平方米,农村居民人均住房面积为 80 平方米。

宁波奉化市位于浙江省东部,地处宁波南郊、象山港畔,全市陆地面积 1277 平方公里,海域面积 96 平方千米,海岸线长 61 千米,地貌特征为"六山一水三分田",东部沿海,中部平原,西部山地,1988 年撤县设市。

奉化市现辖 5 个街道,6 个镇,356 个行政村。2010 年 11 月 1 日零时第六次全国人口普查时,全市总人口达到 491697 人。2013 年全年实现地区生产总值(GDP)290.36亿元,人均地区生产总值60037元,按年平均汇率折算为9847美元。2013全年城镇居民人均可支配收入39414元,农村居民人均纯收入19442元,增长10.0%,城镇居民人均住房建筑面积37平方米,农村居民人均住房建筑面积48平方米。

衢州开化县,位于浙江省母亲河——钱塘江的源头,地处浙皖赣三省七县交界处,县域总面积2236.61平方千米,是连接浙西、皖南和赣东北的要冲、浙江的"西大门"、重要的生态功能保护区。建县于北宋太平兴国六年(公元981年),距今有1000多年历史。

衢州开化县共辖9个镇、9个乡、449个行政村。2013年末,开化县总人口356332人。2013年开化县生产总值94.84亿元,人均地区生产总值按户籍人口计算为26672元,按年平均汇率折算已超过4000美元,达到4307美元;据住户抽样调查,城镇居民人均可支配收入21414元,农村居民人均纯收入10594元。

二、抽样调查

1. 调查对象及抽样方法

问卷调查的对象是居住在杭州萧山区、宁波奉化市和衢州开化县内,年龄在15周岁以上的居民。调查采用多阶段分层抽样方法,首先,以单纯随机抽样的方法,从被选中的每个县(市、区)各抽取2个街道和2个乡镇,共抽取了6个街道和6个乡镇;然后,在抽中的每个街道中抽取1个社区,每个乡镇抽取2村,合计共抽取6个社区和12个村;最后,以系统抽样的方法,从抽中的每个社区中抽取80户居民,每个行政村抽取60户居民,共抽取城市居民480户,农村居民720户,共计1200户。对样本户内所有15周岁以上的常住居民进行问卷调查。

2. 调查实施

调查于2013年10月1—7日进行,为期7天,由浙江医学高等专科学校、浙江中医药大学、杭州师范大学(医学院)、绍兴文理学院(医学院)的调查团队完成。参加调查的人员包括调查组织者、调查指导员、调查员和调查对象。其中,调查指导员为上述四所设有医学院的本科或大专院校的专任教师,他们多年来从事社会医学领域研究,对人群大样本调查具有丰富的经验,每个县(市、区)配备一名调查指导老师。考虑到经济原因,为了节约调查成本,但更重要的是考虑到调查员对样本县(市、区)的熟悉程度,包括地理、人文、方言、习俗等,调查员是从各院校医学生中招募的本地生源的学生,每个县(市、区)招募8~10名,每位调查员负责 40~50 户家庭的入户调查。在调查正式实施之前开展调查培训,培训对象为调查指导员和调查员,培训内容包括现场调查的技巧、问卷填写规则以及对问卷内容的讲解,最后在现场进行模拟调查,调查组织者对模拟过程中出现的问题进行指导总结。随后,各调查员回各样本县(市、区),按照分配的调查任务开展入户调查,调查指导员负责回收和审核每天完成的问卷,不合格的问卷在第二天被退回,要求调查员进行修改或补充,必要时进行再次入户调查。同时,调查指导员会抽取一定比例的问卷进行复核访问,以发现调查员存在的理解错误和技术问题,有针对性地开展指导,并及时进行纠正。在审核过程中发现的存在严重错误且无法更改的问卷被视为无效问卷。

3. 数据质量控制

为保证调查的顺利进行和所获得数据信息的可靠性,调查组织者依据图 5-2 所示流程,在每一个环节都采取了相应的质量保证措施,确保现场调查和数据录入的质量。

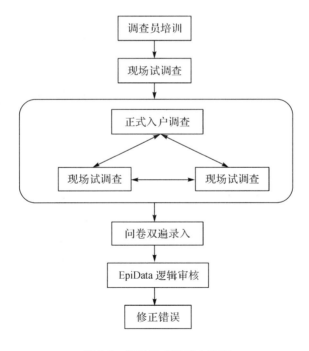

图 5-2 问卷调查和录入流程

（1）现场质量控制。在正式调查中，使用了问卷审核和回访等方法来提高问卷的真实性和可靠性。调查指导员必须及时审核调查员当天完成的问卷，对问卷中存在的逻辑关系以及填写方式的准确性逐一进行检查。对于存在问题的问卷，反馈给调查员，进行问卷修改后补充调查。在问卷审核过程中，调查指导员对于调查员重复发生的错误给予特别关注，尽快纠正，并以此为鉴，杜绝类似错误在其他调查员中发生。

（2）数据录入。实地调查完成以后，统一汇总到调查组织者，招募6名数据录入员进行数据录入。利用 EpiData 3.01 中文版软件建立数据库进行数据录入，问卷采取双人双遍录入，由录入软件进行比对，并对录入错误进行修正，确保数据录入准确无误。

三、调查问卷设计

1. 问卷设计的原则与思路

问卷设计是一项调查的核心内容。著名社会学家潘绥铭教授说过，"一个合格的问卷，至少有70%的时间和精力是花费在研究设计和问卷设计上的"，"问卷设计的缺陷，是无法用统计学来弥补的"。①

根据社会心理学家王重鸣的观点②，设计一份科学、合理的调查问卷，至少需要包含四个层次。

第一层次是问卷的构思和研究目的，这也是最高的层次。不同的研究目的和理论依据，决定了调查问卷项目的总体安排、调查内容和子量表的构成。本次调查的主要目标是研究不同社会分层对卫生公平性的影响及其主要作用机制。

第二层次是问卷的具体形式和格式。例如，应该采用图解式还是数字式量表？量表应该采取多少个等级？是用奇数还是偶数？量表上的文字说明该用多少？等等。这些问题都是第二层次需要考虑的。一般来说，图解式量表比单纯数字式量表更有利于表达等级意义和评价连续体的心理距离。基于此，本次问卷中，关于健康的自我评定，就采取了图解式的方法（见图 5-3）。

---

① 潘绥铭,黄盈盈,王东. 论方法:社会学调查的本土实践与升华. 北京:中国人民大学出版社,2011.潘绥铭教授曾举例,其研究团队承担的一个课题,第一次调查的设计,是6个人各自累计花费1年半的工作时间来完成的,而第二次调查仅仅是修改和补充问卷,7个人共同花费了累计6个月的时间。

② 王重鸣.心理学研究方法[M].北京:人民教育出版社,2004:180-181.

请说出最能代表您健康状况好坏的那个分值（在下面刻度表中标出）

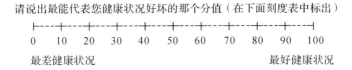

图 5-3 健康状况的自我评价

问卷中量表等级的点数也是设计中的一个重要因素。根据测量理论和研究的结果，多点数一般优于少点数，量表的测量信度随点数增加而提高，辨别力也随之加强。研究表明，当量表点数从 2 点增加到 7 点，信度显著提高；7 点以后，信度提高幅度趋向平稳；当量表点数到 11 点以上时，信度提高得很少。因此，量表点数在 5 点到 11 点这个范围内是比较理想的。

第三层次是问卷的语句，要注意避免复杂语句或带有引导性的问题，尽可能避免多重含义或隐含某种假设。

第四层次是问卷用词，总的要求是避免过于抽象、一般的词语，防止反应定势。

本研究的调查问卷设计是根据课题拟定的研究思路，参考国内外相关调查的量化方法进行的，设计过程如下：一是根据已确定的研究目标和具体的研究计划，参考国内外的相关调查内容和成熟的量表，对研究问题进行准确细化，拟定整个调查问卷内容；二是征求意见，修订部分项目和内容；三是对初步确定的问卷进行试调查，在调查过程中观察被调查者的反应，记录调查中出现的问题以及整个过程的时间分配。调查完成以后根据调查过程记录被调查者的感受以及调查员的反馈，对调查问卷进行再次调整，获得最终的正式调查问卷。

2. 问卷内容

本研究的调查问卷由两部分组成：家庭一般情况调查表和个人一般健康情况调查表。

家庭一般情况调查表主要了解家庭的社会经济情况，包含住房类型、住房面积、住房数量、大宗消费品、年总收入、消费性支出、医疗服务支出、收支结余、经济条件自我评估、城乡情况等。

个人一般情况调查表分以下六个部分。

（1）个人基本情况：包括性别、年龄、婚姻状况、职业、文化程度、收入以及自评社会经济地位。

（2）一般健康状况：采用国际上使用成熟的 SF-12 量表，该量表共由 12 个问题组成，反映个体的生命质量评价。

（3）心理健康状况：采用中文版 GHQ-12 量表，该量表由 12 个条目组成，反映心理障碍水平。

（4）健康行为问题：主要包括吸烟、饮酒、体育锻炼等几种常见行为生活方式的频率。

（5）卫生服务情况：主要包括两周患病情况、慢性病患病情况、门诊服务利用和住院服务利用情况。

（6）心理压力与生活满意度：心理压力测评使用中文版知觉压力量表（Chinese perceived stress scale，CPSS），该量表由 14 个反映压力的紧张和失控感的问题构成，生活满意度包括工作、家庭、人际关系的满意程度。

第三节　变量及其测量

根据研究的理论框架和研究目标，本研究的分析首先选择适当的因变量和自变量，但在研究的理论框架中，因变量和自变量并非是固定的，如卫生服务水平，是因变量的同时，也是健康不平等的一个自变量。下面将分别阐述本研究相关变量的定义和测量方法。

一、社会分层及其测量

社会分层是一个综合变量，也是本研究的核心变量，尽管当前对于社会分层的划分标准，从马克思到布迪厄，从国际到本土，专家学者各有己见。根据研究目的和理论依据，本研究借鉴我国著名社会学家李强教授研制的中国大城市居民社会经济地位量表，作为划分社会分层的标准，因此，在调查问卷中，设计了文化程度、职业和收入水平 3 个变量。

文化程度从"不识字"、"小学"、"初中"、"高中（中专）"、"大专"到"本科及本科以上"，共分为 6 个等级。

收入水平为个人年收入，从"低于 3 万元"、"3 万～5 万元"、"5 万～10 万元"、"10 万～20 万元"到"高于 20 万元"，共分为 5 个等级。

职业相对复杂，首先询问的是就业状况，包括"在业（包括灵活就业）"、"离退休"、"在校学生"、"失业"和"无业"5 种。其次，对于就业状况为在业和离退休者，再询问其职业类别，将职业类别划分为 13 种，分别为机关事业单位领导、机关事业单位办事人员、中高级技术人员、一般技术人员、企业高级管理者、企业一般行政人员、企业生产工人、私营企业主、个体工商户（含网店等自由职业者）、商业及服务业人员（含全职保姆）、农林牧渔生产人员、运输设备操作人员、建筑和搬运工人。

除了文化程度、收入水平和职业这三个客观变量外，本研究还设计了个人对社会经济地位的自我评价，分为"上等"、"中上"、"一般"、"中下"和"下等"5 个等级。

二、健康水平及其测量

健康水平的测量包含躯体健康、心理健康和自评健康三部分。躯体健康包括两周患病率和慢性病患病率。两周患病率通过三个问题进行计算，分别是："调查前 14 天内，您是否因病伤去就诊或治疗过"、"调查前 14 天内，您是否对病伤采取了自我医疗"、"调查前 14 天内，您是否有因病休工、休学或卧床 1 天及以上的情况"，应答均为"是"和"否"。根据两周患病率的概念，两周患病率＝调查居民中两周内患病人数或人次数与调查总人数之比（百分率或千分率）[①]。慢性病患病率是反映居民健康状况、疾病负担和卫生服务需要量的重要指标。慢性病患病率（可按百分率或千分率表示）是指调查前半年内调查的患病人数与调查总人数之比。在本次调查问卷中，设计的问题是"调查前半年内，您是否患有经医生确诊的高血压病"、"调查前半年内，您是否患有经医生确诊的糖尿病"、"调查前半年内，您是否患有经医生确诊的其他慢性疾病"，应答均为"是"和"否"。

本研究通过一般健康问卷（General Health Questionaire-12，GHQ-12）来评价心理健康水平。一般健康问卷是自评问卷，广泛应用于许多国家和地区。该问卷是由英国曼彻斯特大学 Goldberg 教授等人设计制定的，主要用于社区初级保健和有关门诊病人，最早有 GHQ-60 版本，发展到目前有 30 个、28 个、20 个和 12 个项目等各种形式的简短版本。本研究采用由 12 个有关心理健康的题目组成的 GHQ-12，该测量工具结合中国文化特色，编

[①]　卫生服务研究所定义的"患病"是从居民对卫生服务需要的角度考虑的，并非严格意义上的由客观医学检查确认的"患病"，包括被调查者的自身感受的"不适"和调查员（医务人员）客观判断的患病、受伤和中毒，具体有以下几种情况：（1）自觉身体不适，去医疗卫生单位就诊确认有病或伤或中毒，接受了治疗；（2）自觉身体不适，未去医疗卫生单位诊治，自服药物或采取一些辅助治疗；（3）自觉身体不适，未去就诊治疗，也未采取自服药物或辅助治疗，但因身体不适休工、休学或卧床一天及一天以上者。上述三种情况有其一者，均认为"患病"。

制成 GHQ-12 中文版本,具有条目少、应答简便、省时等优点。有研究显示,GHQ-12 中文版可广泛用于精神障碍流行病学筛查和社区人群精神障碍的筛选。GHQ-12 有 GHQ 标准法、Likert 法和 C-GHQ 法 3 种不同的计分方法,通常以 GHQ 标准法为主,采用 0-0-1-1 评分方法,即选择备选项(1)或(2)均记为 0 分,选择备选项(3)或(4)均记为 1 分,条目 7 和条目 10 为反向计分,采用 1-1-0-0 评分方法,故此 12 个条目的总分范围为 0~12 分。具体量表见表 5-1。

表 5-1 一般健康问卷(General Health Questionaire-12,GHQ-12)

1. 您最近一两个星期内,是否觉得头痛或头部有压迫感?
(1)一点也不　　(2)和平时差不多　　(3)比平时严重些　　(4)比平时严重得多

2. 您最近一两个星期内,是否觉得心悸或心跳加快?
(1)一点也不　　(2)和平时差不多　　(3)比平时严重些　　(4)比平时严重得多

3. 您最近一两个星期内,是否感到胸前不适或压迫感?
(1)一点也不　　(2)和平时差不多　　(3)比平时严重些　　(4)比平时严重得多

4. 您最近一两个星期内,是否觉得手脚发抖或发麻?
(1)一点也不　　(2)和平时差不多　　(3)比平时严重些　　(4)比平时严重得多

5. 您最近一两个星期内,是否觉得睡眠不好?
(1)一点也不　　(2)和平时差不多　　(3)比平时严重些　　(4)比平时严重得多

6. 您最近一两个星期内,是否觉得许多事情对您是个负担?
(1)一点也不　　(2)和平时差不多　　(3)比平时严重些　　(4)比平时严重得多

7. 您最近一两个星期内,是否觉得和家人、朋友相处得来?
(1)比平时差很多(2)比平时差一些　　(3)和平时差不多　　(4)比平时更好

8. 您最近一两个星期内,是否觉得对自己失去信心?
(1)一点也不　　(2)和平时差不多　　(3)比平时严重些　　(4)比平时严重得多

9. 您最近一两个星期内,是否觉得神经兮兮、紧张不安?
(1)一点也不　　(2)和平时差不多　　(3)比平时严重些　　(4)比平时严重得多

10. 您最近一两个星期内,是否感到未来充满希望?
(1)比平时差很多　　(2)比平时差一些　　(3)和平时差不多　　(4)比平时更好

11. 您最近一两个星期内,是否觉得家人或亲友会令你担忧?
(1)一点也不　　(2)和平时差不多　　(3)比平时严重些　　(4)比平时严重得多

12. 您最近一两个星期内,是否觉得生活毫无希望?
(1)一点也不　　(2)和平时差不多　　(3)比平时严重些　　(4)比平时严重得多

自评健康又称自感健康(self-perceived health)、自测健康(self-assessed health)或主观健康(subjective health),常常被用来评价个人的整

体健康状况,衡量的是主观健康状况,是心理、行为、社会等一些难以测量因素的综合反映。

自评健康最常见的方法是给出 4 或 5 个备选项目,让调查者估计自己的健康状态属于哪一分值段。在一些研究中,要求调查对象与同龄人相比估计自己的健康状态,另一些研究中则是大体估计自己的健康状态,还有一些研究是要求调查对象估计现在的健康状态。这一简单的做法自 19 世纪 50 年代以来已成为社会学界健康研究最常用的方法。常见的备选项目有差、一般、好、很好、极好;其他的备选项有很好、比较好、一般、比较差、差。尽管自评健康不同的备选项在形式上并不具可比性,但是它们是对同一现象的评估,得出的结论是基本一致的,并没有发现美国常用测量问题的备选项与 WHO 推荐的备选项有什么区别。中国第三次卫生服务总调查中,有关自评健康的问题有很好、好、一般、差、很差 5 个备选项。

欧洲生存质量量表(EQ-5D)中使用体温计刻度尺百分制描述被调查者的自感健康状况,而中国第四次卫生服务总调查则采用了刻度尺法描述被调查者的自感健康状况。

马多克斯(Maddox)等在 1973 年的研究表明,健康自评不但可以反映个人健康状况,同时也综合了健康状态的主观和客观两个方面,他们认为,在以人群为研究对象时,个体对自己健康或生病的自感情况,比实际的医学状况更重要。卡普兰等认为,自感健康状况差可能是负向心理社会状况(如离群、负性生活事件、沮丧、工作压力)的一个共同特征,这表明健康自评是理解其他心理社会因素对健康影响的关键。自评健康是人类健康状态唯一的、有价值的指标,它是由来自人体与意识的信息经过筛选、评价、总结这一系列过程而得出的。夏伯特(Shadbolt)认为,健康自评是一个简单而重要的评价指标,它可以反映以往经历以及关于疾病因果的知识来综合进行权衡判断的复杂过程。国内学者刘向红等人也认为,健康自评与躯体健康状况等客观指标有良好的一致性。李坚关于自评健康与客观健康的研究发现,自评健康与客观健康两者之间既有联系又有区别,是两个互相关联但是又有各自含义的概念。自评健康状况好坏会受到许多其他因素的影响,包括过去的经历、目前的处境、对自身健康状况的期望等,它是一项多维结构的健康指征[①]。

本调查中的健康自评状况通过两种指标体现。一是得分,按 0～100 得

---

① 孟琴琴,张拓红.健康自评指标研究进展[J].中国预防医学杂志,2010,11(7):750-752.

分体现,最差健康状况为 0 分,最好健康状况为 100 分,由应答者根据填写问卷时的健康情况进行自我评分。二是等级,即询问"总的来说,你认为你的健康状况",应答分为棒极了、很好、好、过得去、糟糕 5 个等级。

三、生命质量评价

生命质量评价被广泛用于临床治疗方法的选择、病人预后的综合评价、卫生干预措施的效果评价以及人群健康状况的综合评估。本次调查采用的量表为 SF-12 第 2 版的中文版[①],SF-12 是 36 条目简明量表(SF-36)的简化版,从 SF-36 中选出 12 个条目构成,这 12 个条目是根据它们的心理测量学属性被选择出来的,可计算生理健康总评和心理健康总评[②],至少能反映 90% 的 SF-36 生理健康和心理健康测量情况。前期研究已经证明该量表具有良好的信度和效度,由于其简短,因此适用于较大规模的人群调查。具体量表见表 5-2。

表 5-2   SF-12 生命质量评价量表

1. 总的来说,您认为您的健康状况如何?

(1)棒极了　　　　(2)很好　　　　(3)好　　　　(4)过得去　　　　(5)糟糕

2. 您参加中等程度活动受限制吗?如移动桌子、锄地、拎东西、洗衣服等。

(1)很受限制　　　(2)有点受限制　　　(3)完全不受限制

3. 您爬数层楼梯受限制吗?

(1)很受限制　　　(2)有点受限制　　　(3)完全不受限制

4. 在过去 4 周,疼痛在多大程度上干扰了您的正常工作(包括户外工作和家务劳动)?

(1)完全没有　　　(2)轻微　　　(3)中等　　　(4)严重　　　(5)非常严重

5.在过去 4 周,您是否因为生理健康原因,在工作或从事其他日常活动时有下列问题:

	所有时间	大部分时间	一些时间	一点点时间	没有时间
减少了工作或从事其他活动的时间	(1)	(2)	(3)	(4)	(5)
从事工作或其他活动有困难(如费劲)	(1)	(2)	(3)	(4)	(5)

---

① SF-12 评分的计算方法比较复杂,请参考有关文献,或与本书作者联系。

② 也有文献将"生理健康"翻译为"躯体健康","心理健康"翻译为"精神健康",本书统一使用"生理健康"和"心理健康"。

6. 因为任何情感问题(如感到抑郁或焦虑),在过去 4 周,有多少时间:

	所有时间	大部分时间	一些时间	一点点时间	没有时间
减少了工作或从事其他活动的时间	(1)	(2)	(3)	(4)	(5)
不能像平常那么专心地从事工作或其他活动	(1)	(2)	(3)	(4)	(5)

7. 这些问题将问及您过去 4 周的感觉和情感体验。对每个问题,请给出与您想法最接近的一个答案。在过去 4 周,有多少时间:

	所有时间	大部分时间	一些时间	一点点时间	没有时间
您觉得平静、安适?	(1)	(2)	(3)	(4)	(5)
您觉得精力旺盛?	(1)	(2)	(3)	(4)	(5)
您感到闷闷不乐、心情忧郁?	(1)	(2)	(3)	(4)	(5)

8. 在过去 4 周,有多少时间您的社会活动(如访问朋友、亲戚等)受您的生理健康或情感问题的影响?

(1)所有时间　　(2)大部分时间　(3)一些时间　(4)一点点时间　(5)没有时间

四、心理压力及其测量

采用中文版知觉压力量表(CPSS)测试知觉压力情况(表 5-3)。该量表由 14 个反映压力的紧张和失控感的问题构成,4、5、6、7、9、10 和 13 题为反向评分。其应答为 5 个选择项,为"从来没有"、"极少"、"有时有"、"经常有"、"很多时候",分别赋值为 0、1、2、3、4,并相加计算总分就可以得到 CPSS 的测量值。前期研究已经证明该量表具有良好的信度和效度,得分大于 25 定义为健康危险性压力(HRS)[①]。

---

① 杨廷忠,黄汉腾.社会转型中城市居民心理压力的流行病学研究[J].中华流行病学杂志,2003,24(9):760-764.

表 5-3　中文版知觉压力量表

下面我们将询问近一个月您对某些事情的感受和想法,回答时只需尽快给出一个合乎实际的估计。请在下面每个问题的五个选择项中选择一项作为您的回答,并在相应的空格处打"√"。

	从来没有	极少有	有时有	经常有	很多时候
(1)为一些预料之外事情的发生而感到不安					
(2)感觉到不能控制生活中的重要事情					
(3)感觉到紧张和压力					
(4)能成功处理生活中令人烦恼的事情					
(5)感觉到能有效地处理生活中发生的重要变化					
(6)感觉到有信心能够处理好自己的问题					
(7)感觉到事情在按照自己的意愿发展					
(8)发现不能完成自己所必须要做的事情					
(9)能够解决生活中令人不快的事情					
(10)感觉到能够控制自己生活中的事情					
(11)为发生了一些无法控制的事情而感到气愤					
(12)发觉自己在惦记着一些必须要完成的事情					
(13)感觉到能够控制如何使用自己的时间					
(14)感觉到问题在不断积累而不能得到解决					

五、健康相关行为及其测量

健康相关行为是指任何与疾病预防、增进健康、维护健康及恢复健康相关的行为。这类行为可以是自愿的,也可能是不自愿的;可以是直接以健康为目的的主动行为,也可以是遵守法律或规定的被动行为。例如,一个孩子在体育课上跑 800 米是在进行有益健康的行为,但他(她)这样做只是因为老师的规定、学业的要求。相反,一个成年人为了减少患心脏病的风险而进行同样的行为则有其特定的目的:恢复、维护或促进他(她)的健康。后一种行为又可被称为"直接健康行为"。

按行为对行为者自身和他人健康状况的影响,健康相关行为可分为促进健康行为和危害健康行为两大类。

促进健康行为是指个体或群体表现出的、客观上有益于自身和他人健康的一组行为。促进健康行为具有有利性、规律性、和谐性、一致性、适宜性等特征,体现了促进健康行为强调对自身与他人健康的益处以及行为内在与外在的和谐。促进健康行为可分为五大类:基本健康行为、戒除不良嗜好、预警行为、避开环境危害、合理利用卫生服务。美国学者布莱斯勒(Breslow)等依据对近 7000 人为期 5 年半的研究,发现了 7 项与人们的期望寿命和良好健康显著相关的简单而基本的行为。它们是:每日正常而规律的三餐,避免零食;每天吃早餐;每周 2~3 次的适量运动;适当的睡眠(每晚 7~8 小时);不吸烟;保持适当的体重;不饮酒或少饮酒。在本研究中,我们设计了"体育锻炼"和"健康体检"两种行为,了解研究对象中这两种行为的采纳情况和发生频率。

危害健康行为是指偏离个人、他人乃至社会的健康期望,客观上不利于健康的一组行为。其主要特点为:①危害性。行为对个体、他人乃至社会的健康有直接或间接的危害。②稳定性。行为非偶然发生,有一定强度的行为,维持需保持相当的时间。③习得性。危害健康的行为都是在个体后天的生活经历中学会的。危害健康行为可以分为以下 4 类:不良生活方式与习惯、致病行为模式、不良疾病行为、违反社会法律和道德的危害健康行为。不良生活方式广泛存在于人们的日常生活中,且具有这样或那样不良生活方式的人为数较多,其对健康的危害是广泛的;当多种不良生活方式同时存在时,各因素之间能协同作用、互相加强,这种协同作用最终产生的危害,将大于每一因素单独作用之和。在本研究中,关于危害健康行为主要指不良生活方式,我们针对最为常见的两种不良行为——吸烟和饮酒,了解人群中行为发生率和行为频率。

六、卫生服务利用及其测量

卫生服务利用既反映某时某区域的居民实际卫生需求量,它直接描述卫生系统为居民提供卫生服务的数量;又反映该时期该区域政府、社会供给的卫生资源的使用效率。常用卫生服务利用的指标包括:一是门诊服务利用指标,包括两周就诊率、两周患者就诊率、两周患者未就诊率;二是住院服务利用指标,包括年住院率、人均住院天数、未住院率;三是预防保健服务利用指标,包括健康教育覆盖率、健康教育参与率、人群健康体检率、预防接种率。实际卫生服务需要、经济收入、医疗保障、文化程度、传统习俗和信仰、性别和年龄等都会对卫生服务利用水平产生一定的影响。

在本研究中,我们对卫生服务利用的测量分两个层次:第一层次是是否寻求卫生服务利用,分析的指标有两周就诊率、两周未就诊率、年住院率和应住院而未住院率,设计的问题如"调查前 14 天内,您是否因病伤去就诊或治疗过"、"两周内,是否有自觉生病了但没去看医生"、"过去 12 个月内,您是否因病伤住过医院"、"过去 12 个月内,您是否有医生诊断需住院而您未住院的情况";第二层次是就诊医疗机构的等级,首选是社区卫生服务机构还是县级及县级以上综合性医院,并分门诊和住院。

第六章 研究对象的社会分层分析

社会分层是本研究最核心的变量,本章主要根据家庭健康询问调查数据对研究对象社会分层的基本特征进行描述和分析。内容由两部分组成:第一部分是家庭社会经济地位的描述和分析;第二部分是个人一般社会人口学特征的描述和分析,并根据教育程度、职业类别和收入水平,明确其社会分层等级。

第一节 家庭社会经济地位分析

在对 1152 户居民进行的有效问卷中,城市居民 454 户,占 39.4%,农村居民 698 户,占 60.6%。本研究通过家庭住房情况、收入和消费情况、大宗耐用消费品情况、家庭经济条件的自我评价来反映家庭的社会经济地位,并对部分指标进行城市和农村之间的比较。

一、家庭住房

住房是财产的重要部分,对于大多数被雇佣者来说更是如此,尤其是在我国,住房作为最重要的固定资产,占据了广大家庭的大部分资产。同时,住房不仅仅是一个栖身的场所,还包含了居住者对于自然环境、人文环境、交往对象和生活方式的选择。

1. 住房类型及数量

由表 6-1 可见,改善城镇和农村人口住房条件是城镇化的核心和首要任务。随着浙江省城镇化战略的稳步推进,居民住房条件得到了明显的改善。住房类型以楼房为主,共 899 户,占 78.0%;平房(包括砖瓦平房和土坯平房)共 207 户,占 18.0%;其他类型的有 46 户,占 4.0%。至于住房数量,本研究只询问是否拥有两套住房,根据应答情况看,拥有两套住房的有 332 户,占 28.8%。

表 6-1　研究对象的家庭住房类型

住房类型	户 数	比 例(%)
楼房	899	78.0
平房	207	18.0
其他	46	4.0
合计	1152	100.0

2. 住房面积

无论是市场体制还是再分配体制,住房面积都是社会经济分层的重要指标。但是,在两种社会体制下,住房分配的内在逻辑是不同的。在市场体制下,住房是商品,住房分配本质上是一个阶层分化现象:收入、职业和其他一些阶层变量决定着人们的住房面积大小;与之相反,在再分配体制下,住房主要被视为一项福利。而住房不平等,存在于占人口大部分的一般群众和少数的"再分配精英"之间:分配给前者的住房面积相当小,仅能满足必要的生活需要;而后者在住房面积上享有特权。由表 6-2 可见,从住房面积看,城市和农村居民的中位数比较接近,分别为 $117m^2$ 和 $120m^2$,但农村的差异相对较大。

表 6-2　研究对象的家庭住房面积　　　　　　　　　　　（m^2）

住房面积	中位数	四分位数	最小值	最大值
城市家庭	117	90～150	20	400
农村家庭	120	100～180	40	750
合计	120	100～160	20	750

二、家庭收支及消费情况

传统马克思主义社会分层理论认为,财富(生产资料)和收入水平是衡量社会分层的最重要指标。在本研究中,使用的是"家庭年总收入",而并非"人均家庭年收入",其原因是我们认为家庭的消费水平和消费习惯更多的是基于家庭的总收入,而并非是人均收入。例如,5 口之家年收入 25 万元和 3 口之家年收入 15 万元的消费能力是不一样的,显然前者的消费能力要高于后者,尤其是对大宗消费品的消费能力,如住房和汽车的购买能力。由表 6-2 可见,城市家庭的收入水平要明显高于农村家庭,其中位数分别是 12 万元和 6 万元。

从消费结构看,恩格尔系数(Engel's coefficient)是指居民家庭中食物支出占消费总支出的比重。德国统计学家恩格尔根据经验统计资料对消费结构的变动提出这一看法:一个家庭收入越少,家庭收入中或者家庭总支出中用来购买食物的支出所占的比例就越大,随着家庭收入的增加,家庭收入中或者家庭总支出中用来购买食物的支出将会下降。恩格尔系数是用来衡量家庭富足程度的重要指标。恩格尔定律所揭示的这一准则,在经济学和社会学领域被广泛运用。美国学者奥珊斯基(Orshansky)在研究了美国家庭的食物支出占其总支出的比重之后,绘制了一条使用于美国社会的恩格尔曲线。她在这条曲线上发现了一个转折点,并认为该转折点以下的家庭就是贫困家庭,这个转折点就是 0.30 的恩格尔系数(唐钧,1998)。在奥珊斯基之后,恩格尔系数法被更加广泛地应用于测量一个家庭的贫困或富裕程度。由表 6-3 可见,研究对象在家庭的消费结构中,食品支出约占消费性支出的 40%,按照联合国粮农组织提出的恩格尔系数的划分标准[①],处于富裕和小康之间。

表 6-3 研究对象的家庭收支及消费结构 （元）

家庭收支及消费	中位数	四分位数	最小值	最大值
家庭年收入	100000	50000~150000	2000	3000000
城市家庭	120000	96000~200000	9000	3000000
农村家庭	60000	40000~100000	2000	1500000
消费性支出	50000	25000~70000	2000	1400000
食品支出	20000	10000~35000	1000	70000
医疗支出	5000	2000~10000	0	300000
收支结余	30000	10000~60000	−30000	1000000

三、大宗耐用消费品

布迪厄可能是对生活和消费进行分析和研究的最重要的社会学家之一,阶层在他的社会再生产理论中占有重要的地位,他将阶层视为在社会空间上的相似位置,以及相似的存在条件和相似的立场;强调人们在社会结构中所处的地位是由经济资本和文化资本共同决定的,而消费作为一种表现

---

① 根据联合国粮农组织提出的标准,恩格尔系数在 59% 以上为贫困,50%~59% 为温饱,40%~50% 为小康,30%~40% 为富裕,低于 30% 为最富裕。

性实践,是一种体现人们社会地位的符号和象征。因此,人们的消费偏好,即阶级品位和生活风格比传统的区分社会阶层的标准,如收入、职业、权利等,更能够体现社会成员所属的阶层。

随着人们生活水平的提高,浙江省的居民家庭绝大多数已拥有电视机、电冰箱和洗衣机这传统的"三大件",因此,选择这三类电器作为家庭最值钱的耐用消费品的家庭非常少。作为新型消费品的家用汽车的普及率也比较高,城市家庭的汽车拥有率在55%以上,随着"汽车下乡"等政府工程的推动,农村家庭的汽车拥有率也达到33%(表6-4)。

表6-4　研究对象家庭中最值钱的消费品

大宗耐用消费品	城市		农村		全部	
	户数	比例(%)	户数	比例(%)	户数	比例(%)
汽车	641	55.6	388	33.7	493	42.8
电脑	191	16.6	342	29.7	279	24.2
空调	77	6.7	129	11.2	107	9.3
冰箱	39	3.4	62	5.4	53	4.6
洗衣机	8	0.7	10	0.9	9	0.8
电视机	44	3.8	79	6.9	64	5.6
艺术品	20	1.7	7	0.6	13	1.1
其他	132	11.5	135	11.7	134	11.6
合计	1152	100.0	1152	100.0	1152	100.0

四、家庭经济条件的自我评价

对于家庭经济条件等级的主观评价,每个人的衡量标准是不一样的,对生活品质和消费的追求也各有不同。但从表6-5可以看出,家庭收入的多寡对家庭经济条件的自我评价仍具有一定的决定作用,由于城市和农村的家庭收入相差1倍,因此,城市家庭认为是经济条件中上水平的比例要明显高于农村家庭,分别为21.5%和8.4%,而中下水平的比例要低于农村家庭,分别为10.1%和17.6%,经秩和检验,差异具有统计学意义($P<$0.01)。

表 6-5 研究对象对家庭经济条件的自我评价

经济条件	城市		农村		全部	
	户数	比例(%)	户数	比例(%)	户数	比例(%)
上等	14	1.2	15	1.3	15	1.3
中上	248	21.5	97	8.4	159	13.8
一般	759	65.9	803	69.8	785	68.1
中下	116	10.1	202	17.6	167	14.5
下等	15	1.3	35	3.0	26	2.3
合计	1152	100.0	1152	100.0	1152	100.0

注:经秩和检验,$z=-10.853$,$P<0.01$。

第二节 社会人口学特征的描述分析

本次调查共发放问卷 3518 份,回收有效问卷 3241 份,有效率 92.1%。在有效问卷中,城市居民 1350 人,占 41.7%,农村居民 1891 人,占 58.3%;男性 1549 人,占 47.8%,女性 1692 人,占 52.2%;本地户籍 2933 人,占 90.5%,外地户籍 308 人,占 9.5%;平均年龄为 40.1 岁,最小为 15 岁,最大为 93 岁。教育程度、职业状况和收入水平是划分社会分层的重要依据,本节对这三个社会人口学特征进行简要的描述和分析。

一、教育程度

教育程度也决定着个人发展,并影响个人在社会中的地位和社会阶层的确定。因此,教育对社会分层的影响研究在逐渐进步的现代社会有着重要意义。当代著名社会学家陆学艺曾在《当代中国社会流动》一书中提出[1],在现代社会中,教育是社会流动的动力机制,在所有工业化或正在工业化的国家中,对"谁走在最前面"这一问题的最好回答,就是那些获得了教育的人。在社会学视野中,社会分层作为社会流动的动力,而教育充当了发动机功能。

法国社会学家布迪厄指出:教育是阶级再生产的机制。他在《教育、文化和社会的再生产》这部著作中,令人信服地向人们说明,隐藏在传授知识

---

[1] 陆学艺. 当代中国社会流动[M]. 北京:社会科学文献出版社,2004.

等众多正面功能背后,教育同时也是在生产社会不平等并使之合法化的方式,是现代社会中阶级再生产的一种重要机制。因为正是通过教育,家庭背景的差异甚至生活方式的差异,被转化成学校考试成绩的差别。这样,教育就不断地将社会中已有的阶级结构复制出来。布迪厄的阶级再生产理论强调了教育对于阶级结构的维护和复制的作用,但是同样也有许多研究表明教育对社会流动起着积极作用。很多研究表明,教育是导致社会成员的社会地位改变的主要因素之一。

根据陆学艺教授的观点,在校学生、22岁以下无业未婚青年、无业家庭主妇(已婚妇女)应等同于其户主的社会分层等级。因此,在分析中,我们把研究对象的教育程度、职业状况和收入水平这三个变量进行了匹配,具体做法是将在校学生、22岁以下无业未婚青年、无业家庭主妇(已婚妇女)这三类人群的教育程度、职业状况和收入水平以其户主的信息进行替换,故存在匹配前和匹配后两种情况。

由表6-6可见,在匹配前,调查对象的受教育程度以初中为主,高中(中专)以上文化程度占50%,大专以上文化程度的比例达29%,拥有大学文化程度的比例远远超过我国第六次全国人口普查的结果[①]。进行匹配后,小学和初中文化程度的比例增加,大专以上文化程度的比例有一定的下降,可见,户主一般以中年为主,其文化程度主要以小学或初中为主。

表6-6　研究对象的受教育程度

教育程度	匹配前		匹配后	
	人数	比例(%)	人数	比例(%)
不识字	184	5.7	192	5.9
小学	552	17.0	643	19.8
初中	893	27.6	1124	34.7
高中(中专)	670	20.7	667	20.6
大专	461	14.2	296	9.1
本科及本科以上	481	14.8	319	9.8
合计	3241	100.0	3241	100.0

---

① 第六次全国人口普查主要的数据显示,2010年11月1日中国人口的总量为13.4亿人,中国的文盲率从2000年的6.72%下降到2010年的4.08%,每10万人中具有大学文化程度的由2000年的3611人上升为2010年的8930人。

二、职业状况

马克思、韦伯等的社会分层理论确定了财富、权力和声望这三个社会分层的关键因素。财富可以理解为经济地位,权力是政治地位,而声望则是社会地位,这三个地位构成了划分社会分层的"三位一体"理论。然而,在很大程度上,职业是划分社会分层的最重要的决定性因素。

仇立平教授在《职业地位:社会分层的指示器——上海社会结构与社会分层研究》一文中对职业作为社会分层的标准做过专门的论述,指出职业的内涵不仅仅是职业声望的评价,也是社会地位的评价指标,它包含了权力、财富和声望;处于社会地位等级体系中的职业地位,是由职业权力、职业所能带来的财富以及职业所具有的社会声望所构成的。职业是联系社会阶层深层结构和表层结构的结合点,它一方面与社会阶层深层结构中的财产所有权有关,另一方面又与社会阶层的表层结构相联系;不同职业所具有的社会声望、教育程度、经济收入和财富、生活方式和价值观念是有很大差异的。因此,陆学艺、仇立平、李路路等中国社会分层研究大师提出的社会分层划分依据主要是基于职业地位。

从调查对象的就业状况看(表 6-7),以在业(含灵活就业)为主,共 2252人,占 69.5%;其次是在校学生,530 人,占 16.4%;无业和失业合计近10%;离退休 155 人,占 4.8%。

表 6-7　研究对象的就业状况

就业状况	人数	比例(%)
在业(含灵活就业)	2252	69.5
离退休	155	4.8
在校学生	530	16.4
无业	38	1.2
失业	266	8.2
合计	3241	100.0

从职业状况看,本研究设计中,考虑到横向的比较,主要参考陆学艺教授提出的"中国十大社会分层划分的方法"和李强教授研制的《中国城市社会经济地位量表》并在此基础上进行了修订(表 6-8)。调查结果显示,对在校学生、22 岁以下无业未婚青年、无业家庭主妇(已婚妇女)这三类人群进行职业匹配后,私营企业主、个体工商户、建筑或搬运工人等几种职业比例

的增加最为明显。与陆学艺教授中国十大社会分层的全国调查结果[1]相比，本研究对象中，很明显的一个特点是"私营企业主"和"个体工商户"的比例远远高于全国的平均水平，而从事"农林牧渔生产"人员的比例极低。分析这种差异的原因，我们认为主要有两方面：其一是浙江省经济发达，尤其是民营经济和个体经济，私营企业主和个体工商户的比例本身要远高于全国；其二是受访者对职业的理解可能存在一定的误差，如私营企业主和个体工商户的界定，很难有统一的标准。基于这种差异，我们认为当前广受社会各界认同的"中国十大社会分层"划分方法在本次研究中难以适用。

表 6-8 研究对象的职业状况

职　业	匹配前		匹配后	
	人数	比例（%）	人数	比例（%）
机关事业单位领导	47	1.73	60	1.85
机关事业单位办事人员	208	7.67	237	7.31
中高级技术人员	86	3.17	110	3.39
一般技术人员	65	2.40	71	2.19
企业高级管理者	67	2.47	88	2.72
企业一般行政人员	232	8.56	264	8.15
企业生产工人	651	24.01	782	24.13
私营企业主	223	8.23	307	9.47
个体工商户（含自由职业）	478	17.63	641	19.78
商业及服务业人员（含全职保姆）	140	5.16	155	4.78
农林牧渔生产人员	99	3.65	138	4.26
运输设备操作人员	32	1.18	45	1.39
建筑或搬运工人	79	2.91	140	4.32
无业、失业人员	304	11.21	203	6.26
合　计	2711	100.00	3241	100.00

---

[1]　国家与社会管理者阶层约为2.1%，经理人员阶层约为1.5%(有些城市高达9%)，私营企业主阶层约为0.6%(私营经济发达地区高达3%，低的地区为0.3%)，专业技术人员阶层约为5.1%(大城市为10%～20%，城乡结合区为1.5%～3%)，办事人员阶层约为4.8%(城市为10%～15%，城乡结合区为2%～6%)，个体工商户约为4.2%，商业及服务业员工阶层约为12%，产业工人阶层约为22.6%(其中进城务工人员占30%)，农民阶层约为44%，城乡无业、失业、半失业者阶层约为3.1%。数据来自陆学艺主持的"中国十大社会分层研究"。

三、收入水平

收入是反映人们地位差异的一类指标,通过研究这一指标可以了解人们社会地位分层的状况。我们知道,研究社会地位可以从财产和收入两个方面入手,当然,财产和收入是有联系的。用经济学的术语来说,财产是一种货币的存量,收入是一种货币的流量。收入是指在一定时期内,比如一年内,获得的货币总量。所以,如果将一个人每年的结余累积起来,就成为此人的财产,当然,财产可能还包括继承的遗产等。与收入相比,财产的构成要复杂得多,有些甚至难以折算成货币,所以财产的计量分析相当困难。因此,比较简洁地研究经济地位的办法是研究收入水平,特别是近期的收入,因为人们对此记忆清晰。

但是收入的调查也具有很高的难度,人们的收入构成是十分复杂的,有些也难以进行准确的计量,职工工资的结构也变得越来越复杂,有基本工资、绩效工资、福利、津贴、月奖金、季度奖、年终奖等。随着社会的发展,收入的渠道也越来越多,如投资收益、理财收益、兼职收入、租金收入等;此外,收入还可以区分为公开的收入和隐蔽的收入,合法的收入和非法的收入。对于收入中的灰色收入、黑色收入、非法收入等部分,就无法调查了。

在本研究中,我们询问的是个人年总收入水平,包含单位年终奖及其他非工资性收入。考虑到房屋租金等非工资性收入,因此,我们询问的对象不仅针对在业和离退休人员,同时也包括了无业或失业人员(表 6-9)。

表 6-9 研究对象的年收入水平

年收入	匹配前		匹配后	
	人数	比例(%)	人数	比例(%)
<3 万元	891	33.3	900	27.8
3 万～5 万元	776	29.0	968	29.9
5 万～10 万元	627	23.4	832	25.7
10 万～20 万元	264	9.9	366	11.3
>20 万元	121	4.5	175	5.4
合计	2679*	100.0	3241	100.0

注:调查对象为在业、离退休、无业和失业人员,但部分在业人员数据缺失。

由表 6-9 可见,在匹配前,由于包含了无业和失业人员,因此"年收入<3 万元"的比例最高,为 33.3%,年收入 10 万元以上的比例合计不足 15%。

将在校学生、22岁以下无业未婚青年、无业家庭主妇(已婚妇女)这三类人群进行收入匹配后,"年收入<3万元"这部分人群的比例有一定的下降,"5万~10万元"和"10万~20万元"有一定的增加,可见进行匹配后,有部分无业或失业人群的社会地位呈向上流动,有一定的提升。

四、自我评价

社会地位可以是客观指标的量化,也可以是主观评价。主观评价也有两种角度,即自我评价与他人的评价。更具体地说,对于同一个人或群体的生活水平、收入水平、财富地位的评价有两种角度,一种角度是该人或该群体对于自己生活水平的评价,另一种角度是他人的评价。这两种认识之间会有差距,因为他们的参照标准、心理感受也会有差异。比如在贫困地区的调查,从外人的角度看,会认为他们经济条件差,属于贫困户;但从该家庭成员自身的角度看,他们可能会认为自己非但不是贫困户,反而还属于中上等生活水平,这对于社会地位的评价同样如此。

由表6-10可见,对社会地位的自我评价,大部分认为"一般",占71.4%;其次是"中上"水平,占13.5%;认为"中下"水平的占10.4%;而认为上等或下等的比例很少,仅分别为1.9%和2.8%。

表6-10 调查对象社会地位的自我评价

社会地位	人数	比例(%)
上等	60	1.9
中上	436	13.5
一般	2315	71.4
中下	338	10.4
下等	92	2.8
合计	3241	100.0

第三节　社会分层的划分标准与分析

本节主要介绍本研究中社会分层的划分标准、研究对象的社会分层结构以及不同社会分层群体的人口学特征分析。

一、社会分层的划分标准

社会分层是以一定的标准区分出来的社会集团及其成员在社会体系中的地位层次结构、社会等级秩序现象。职业、权力、收入、教育程度、社会声望等因素,都可以成为分层的标准。

职业地位是社会分层的核心指标,在调查问卷中,我们将职业归纳为"机关事业单位领导"、"中高级技术人员"、"搬运、建筑工人"等,共 13 种。依据中国人民大学李路路教授以"权力和工作自主性为核心"构建起来的分层标准[①],加上"无业或失业",我们把 14 种职业划分为"半失业或无业者、体力劳动者、自雇佣者、办事人员、专业技术人员和权利优势者"6 个大类,其中,权利优势阶层包括机关事业单位领导、企业高级管理者、私营企业主,其特征是对他人和资源拥有支配权力,而专业技术人员则拥有相对的工作自主性,详细划分方法见表 6-11,离退休者按退休前的职业进行归类,赋分为 1~6 分。

教育程度从"不识字"、"小学"、"初中"、"高中(中专)"、"大专"到"本科及本科以上",赋分为 1~6 分。

年收入水平从"<3 万元"、"3 万~5 万元"、"5 万~10 万元"、"10 万~20 万元"到">20 万元",赋分为 1~5 分。

参照李强教授研制的"中国大城市居民社会经济地位量表"(李强,2010)[②],职业、教育和收入三者得分相加,即得到社会分层总分(表 6-12),并按照总分高低把社会分层划分为以下 5 个等级:

上　层:14~17 分;

中上层:10~13 分;

中　层:8~9 分;

中下层:6~7 分;

下　层:3~5 分。

在校学生、22 岁以下无业未婚青年、无业家庭主妇(已婚妇女)等同于其户主的社会分层等级(陆学艺,2002)[③]。

---

① 李路路. 制度转型与分层结构的变迁——阶层相对关系模式的"双重再生产"[J]. 中国社会科学,2002(6):105-118.

② 李强. 当代中国社会分层:测量与分析[M]. 北京:北京师范大学出版社,2010.

③ 陆学艺. 当代中国社会阶层研究报告[M]. 北京:社会科学文献出版社,2002.

表 6-11　职业分类方法

职业分类	调查问卷中设计的职业
半失业或无业者	无业、失业
体力劳动者	建筑或搬运工人、企业生产工人、运输设备操作人员、农林牧渔生产人员、商业及服务业人员（含全职保姆）
自雇佣者	个体工商户（含网店等自由职业者）
办事人员	机关事业单位办事人员、企业一般行政人员
专业技术人员	中高级技术人员、一般技术人员
权力优势者	机关事业单位领导、企业高级管理者、私营企业主

表 6-12　不同教育程度、年收入和职业的赋分标准

教育程度、年收入和职业	等级	评分
教育程度	不识字	1
	小学	2
	初中	3
	高中（中专）	4
	大专	5
	本科及以上	6
年收入	<3 万元	1
	3 万～5 万元	2
	5 万～10 万元	3
	10 万～20 万元	4
	>20 万元	5
职　业	半失业或无业者	1
	体力劳动者	2
	自雇佣者	3
	办事人员	4
	专业技术人员	5
	权力优势者	6

二、社会分层的结构

我国社会分层的结构,在不同历史时期,不同研究者有不同的结论。陆学艺教授的观点是倾向于"橄榄形"的现代社会阶层结构,即以中间阶层为主。其课题组在 2002 年初发表的《当代中国社会阶层结构研究报告》中指出[1],经济改革 20 多年来,社会经济逐步分化,中国社会已经出现了一个趋于稳定化的阶层结构,社会成员分化为 10 个阶层。同时,工业化和城市化的推进导致产业结构和职业结构升级,相应的白领职业迅速扩张,而蓝领职业逐步减少,从而向人们提供了越来越多的上升流动机会,随之而来的必然是社会中间阶层日益发展壮大,而社会顶层和底层都将缩小,整个社会结构的变化趋势是由"金字塔形"转变为"橄榄形"。

对此结论,社会学界也有不同的观点。2002 年,仇立平教授在对上海的社会分层研究中,以"职业地位"作为划分社会分层的标准,他认为上海存在界线分明的五大社会阶层,并呈现"金字塔形"结构,其最上层是"权力+财富阶层",而最下层是无权无财的"普通大众"。被调查者认同自己家庭属于上上层的仅占被调查者的 0.5%,中上阶层的占 5.6%,中间阶层的占 52.7%,中下阶层的占 35.8%,下下阶层的占 5.4%。大部分调查对象把自己的家庭看作是中间或中间偏下的阶层。

清华大学孙立平教授于 2003 年提出"断裂社会"的理论:整个社会分裂为相互隔绝、差异鲜明的两个部分——上层社会和底层社会,经济财富以及其他各类资源越来越多地积聚于上层社会或少数精英分子手中,而弱势群体所能分享到的利益则越来越少,他们与上层社会、精英分子的社会经济差距越拉越大,从而形成与上层社会相隔绝的底层社会。

2006 年,清华大学李强教授利用"国际标准职业社会经济地位指数"(ISEI)对第五次人口普查的数据进行抽样分析,结果反映的社会结构是迥异于一般金字塔形结构的"倒丁字形"。李强认为:"从历史上看,从 1982 年人口普查到 2000 年人口普查,在跨度约 20 年的时间里,中间阶层里的两个典型群体,管理者和专业技术人员比例变化很小,所以,也很难指望这两个群体会在短时期里有较大增长。"

面对争论,中国社会科学院陆学艺课题组通过研究数据显示,1999 年中产阶层大致占 15%,2008 年是 22%~23%,每年约增加 1%。陆学艺教

---

[1] 陆学艺. 当代中国社会阶层研究报告[M]. 北京:社会科学文献出版社,2002.

授关于中产阶层的数据再一次引发争议,并从学术界扩散到社会范围内。李强教授认为22%~23%这一数据过高,南京大学社会学系周晓虹教授认为中产阶级大致占11.9%的比例。

作为陆学艺课题组的主要成员,中国社会科学院李春玲研究员认为,由于按照不同标准划分,因此导致得出的数据不同。通过调查发现,一些达到中等收入并从事"白领"职业的人(即客观指标定义的中间阶层)并不承认自己是中间阶层,反而认为自己是"被中间"。

根据本研究确定的社会分层标准,研究对象中,社会分层为"上层"的有356人,占11.0%;"中上层"的有768人,占23.7%;"中层"的有842人,占26.0%;"中下层"的有844人,占26.0%;"下层"的有431人,占13.3%(表6-13)。总体上,社会分层5个等级的结构分布较为均匀,接近于陆学艺教授提出的"橄榄形"社会分层结构。

表6-13　研究对象的社会分层结构

社会分层	人数	比例(%)
上层	356	11.0
中上层	768	23.7
中层	842	26.0
中下层	844	26.0
下层	431	13.3
合计	3241	100.0

三、不同社会分层群体的人口学特征比较

从性别来看,女性的社会分层水平总体上要低于男性,女性中社会分层属于"下层"和"中下层"的比例要高于男性,经卡方检验,差异有统计学意义($P<0.01$);从年龄来看,平均年龄为(40.1 ± 14.5)岁,社会分层等级随着年龄的增长而逐步降低,社会分层是"下层"的平均年龄为(52.7 ± 16.8)岁,"上层"的平均年龄为(34.7 ± 11.0)岁,经方差分析,差异具有统计学意义($P<0.01$);从城乡分布来看,农村人口的社会分层水平总体上要低于城市,农村人口中的"下层"和"中下层"比例明显高于城市,经卡方检验,差异有统计学意义($P<0.01$),见表6-14。

表6-14　不同社会分层群体的人口学特征比较

人口学特征		下层 [人（%）]	中下层 [人（%）]	中层 [人（%）]	中上层 [人（%）]	上层 [人（%）]	F/χ^2
性别	男性	166(10.7)	379(24.5)	419(27.0)	380(24.5)	205(13.2)	33.55**
	女性	265(15.7)	465(27.5)	423(25.0)	388(22.9)	151(8.9)	
年龄($\bar{x}\pm s$）（岁）		52.7±16.8	41.2±13.6	38.0±13.4	36.4±12.5	34.7±11.0	128.24**
城乡	城市	87(6.4)	251(18.6)	325(24.1)	449(33.3)	238(17.6)	316.58**
	农村	344(18.2)	593(31.4)	517(27.3)	319(16.9)	118(6.2)	

注：** $P<0.01$。

四、社会分层量化结果与社会地位自我评价的关系

表6-15 显示：社会分层为上层的，其自我评价为上等的比例为45.0%；社会分层为中上层的，其自我评价为中上的比例为47.5%；但社会分层为中层的，其自我评价为中等的比例略低，仅29.9%；社会分层为中下层的，自我评价为下层的比例为47.0%；社会分层为下层的，自我评价为下等的比例为52.2%。由此可见，按照本研究中社会分层划分标准得到的量化结果与社会地位的自我评价之间有较好的一致性。

表6-15　社会分层量化结果与社会地位自我评价的关系［人（%）］

社会地位 自我评价	社会分层等级				
	上层	中上层	中层	中下层	下层
上等	27(45.0)	13(21.7)	7(11.7)	4(6.7)	9(15.0)
中上	116(26.6)	207(47.5)	68(15.6)	30(6.9)	15(3.4)
中等	200(8.6)	514(22.2)	692(29.9)	633(27.3)	276(11.9)
中下	10(3.0)	26(7.7)	60(17.8)	159(47.0)	83(24.6)
下等	3(3.3)	8(8.7)	15(16.3)	18(19.6)	48(52.2)
合计	356(11.0)	768(23.7)	842(26.0)	844(26.0)	431(13.3)

第七章　社会分层视角下健康不平等研究

社会分层现象本质上反映了社会群体之间的不平等关系，这种关系往往隐藏在我们社会结构的内部。社会分层研究的核心问题是当今社会存在的各种形式的不平等。目前我国正处于社会转型加速期，贫富差距大、分配不公平、机会不平等等社会问题日益突出，在教育、医疗、住房、社会保障等各民生相关领域，不平等现象仍然随处可见。健康作为人类生存与发展的基本需求和条件，是人类一切活动最重要的价值取向，是重大民生问题，是实现社会公平正义的内在要求。当前社会各界对健康不平等现象尤为关注，已经成为一个社会问题。

第一节　研究假设

关于健康和疾病的概念，《简明不列颠百科全书》1987 年中文版的定义是："健康是使个体能长时期地适应环境的身体、情绪、精神及社交方面的能力。""疾病是已产生症状或体征的异常生理或心理状态，是人体在致病因素的影响下，器官组织的形态、功能偏离正常标准的状态。""健康可以用可测量的数值（如身高、体重、体温、脉搏、血压、视力等）来衡量，但其标准很难掌握。"这一概念虽然在定义中提到心理因素，但在测量和疾病分类方面没有具体内容。可以说这是从生物医学模式向生物-心理-社会医学模式过渡过程中的产物。一方面，这种转化尚缺乏足够的临床实践资料提供理论的概括；另一方面，撰写者虽然接受了新的医学模式的思想，但难以作进一步的理论探讨。

因此，它还没有达到 1948 年 WHO 成立时在它的宪章中所提到的健康概念："健康乃是一种在身体上、心理上和社会上的完满状态，而不仅仅是没有疾病和虚弱的状态。"（Health is a state of complete physical, mental and social well-being and not merely the absence of disease or infirmity. ）事实上，要对此作出确切的定义很难。因为，即使没有明显的疾病，人对健康或不健康的感觉也具有很大的主观性。毫无疑问,觉得身体健康,不等于身体没有疾病。

WHO 关于健康的这一定义,把人的健康从生物学的意义,扩展到了精神和社会关系(社会相互影响的质量)两个方面的健康状态,把人的身心、家庭和社会生活的健康状态均包括在内。

根据本研究的理论框架(参见本书第六章第一节),社会分层视角下健康不平等研究的假设有以下两个。

假设 1:社会分层越高的人,健康状况越好。根据社会因果论的基本观点,社会分层或社会地位是影响人们健康状况的最重要的决定因素之一,是健康不平等产生的重要原因,这一假设在欧美主要发达国家的健康不平等研究中都得到了数据支持。

假设 2:社会分层对健康的影响,不仅是生理健康,还包括心理健康。按照现代健康观的理念,健康是一个多维的概念,已有的社会分层与健康不平等研究,大多局限于患病率、死亡率等生物学指标,对人群心理健康的影响尚未得到强有力的数据支持。

第二节　社会分层视角下健康不平等的多维比较

健康不平等的测量包含生理健康、心理健康和自评健康三部分。生理健康测量的指标采用两周患病率和慢性病患病率,心理健康测量的工具为一般健康问卷(GHQ-12),自评健康为主观评分。

一、社会分层与两周患病情况

在卫生服务研究中,两周患病率的概念由三部分组成:一是两周内因病伤去医疗机构就诊;二是两周内因病伤采取了自我医疗;三是两周内因病伤休工、休学或卧床 1 天以上。凡是符合其中任意一项即可认为两周患病。

从表 7-1 可见,在"去医疗机构就诊"和"自我治疗"发生率上,中层、中上层和上层三个社会阶层差别不大,但均明显低于下层人群的水平,在"因病休工、休学或卧床 1 天以上"的发生率上,呈现社会分层越高,发生率越低的趋势($P<0.01$)。从两周患病率这一指标上看,社会分层为下层和中下层的人群要明显低于其他三个阶层,表明低社会阶层群体具有较高的患病率,在健康水平上具有一定的劣势。

111

表7-1　不同社会分层人群的两周患病情况

		合计 [人(%)]	下层 [人(%)]	中下层 [人(%)]	中层 [人(%)]	中上层 [人(%)]	上层 [人(%)]	F/λ^2
去医疗机构 就诊	是	392(12.1)	75(17.6)	109(12.9)	90(10.8)	79(10.3)	39(11.0)	16.56**
	否	2835(87.9)	352(82.4)	734(87.1)	747(89.2)	685(89.7)	317(89.0)	
自我治疗	是	699(21.7)	132(30.8)	197(23.4)	157(18.8)	143(18.8)	70(19.7)	31.05**
	否	2523(78.3)	297(69.2)	644(76.6)	679(81.2)	618(81.2)	285(81.3)	
休工、休学 或卧床1天	是	202(6.3)	52(12.2)	57(6.8)	47(5.6)	33(4.3)	13(3.7)	35.63**
	否	3015(93.7)	373(87.8)	782(93.2)	789(94.4)	732(95.7)	339(96.3)	
两周患病率	是	888(27.4)	165(38.3)	257(30.5)	203(24.1)	178(23.2)	85(23.9)	43.30**
	否	2353(72.6)	266(61.7)	587(69.5)	639(75.9)	590(76.8)	271(76.1)	

注：** $P<0.01$。

但从表 7-2 来看，加入年龄、性别和城乡三个基本控制变量后，经 Logistic 回归分析发现，年龄是影响两周患病率的最主要因素，不同社会分层人群两周患病率呈"U"形，即两边高、中间低，社会分层处于中层和中上层的两周患病率低于下层和上层（$P<0.05$）。

表7-2　不同社会分层人群两周患病率的多因素分析

	B	S. E.	$\exp(B)$	P
常数项	−1.994	0.307	0.136	0.000
年龄	0.024	0.003	1.024	0.000
性别（对照＝男性）				
女性	0.035	0.082	1.036	0.672
城乡（对照＝城市）				
农村	0.091	0.086	1.095	0.292
社会分层（对照＝下层）				
中下层	−0.059	0.132	0.942	0.652
中层	−0.299	0.139	0.741	0.032
中上层	−0.291	0.147	0.747	0.048
上层	−0.192	0.178	0.826	0.282
R^2			0.033	
F 检验值			$P<0.001$	

二、社会分层与慢性病患病情况

在本研究中,把慢性病分成了三种,分别是高血压、糖尿病和其他慢性病,其中高血压和糖尿病管理已纳入城乡基本公共卫生服务项目,发病率和管理率近年来有所提高。

从表 7-3 可见,在高血压、糖尿病和其他慢性病的患病率上,中下层、中层和中上层这三个中间阶层群体之间差异不大,但其患病率均明显低于下层群体,高于上层群体;高血压的差异最为明显,下层群体的患病率达到了24.9%,而上层群体的患病率仅为 5.3%。

表 7-3　不同社会分层人群的慢性病患病情况

		合计 [人(%)]	下层 [人(%)]	中下层 [人(%)]	中层 [人(%)]	中上层 [人(%)]	上层 [人(%)]	F/λ^2
高血压 患病率	是	386(11.9)	107(24.9)	109(12.9)	78(9.3)	73(9.5)	19(5.3)	93.98**
	否	2849(88.1)	323(75.1)	734(87.1)	763(90.7)	692(90.5)	337(94.7)	
糖尿病 患病率	是	103(3.2)	29(6.7)	27(3.2)	22(2.6)	16(2.1)	9(2.5)	21.88**
	否	3131(96.8)	402(93.3)	816(96.8)	817(97.4)	749(97.9)	347(97.5)	
其他慢性病 患病率	是	398(12.3)	96(22.3)	113(13.4)	90(10.7)	70(9.2)	29(8.1)	55.35**
	否	2834(87.7)	335(77.7)	728(86.6)	749(89.3)	695(90.8)	327(91.9)	
慢性病 患病率	是	713(22.0)	174(40.4)	198(23.5)	154(18.3)	137(17.8)	50(14.0)	113.45**
	否	2528(78.0)	257(59.6)	646(76.5)	688(81.7)	631(82.2)	306(86.0)	

注:** $P<0.01$。

但加入年龄、性别和城乡三个基本控制变量,经 Logistic 回归发现,年龄是影响慢性病患病率的最重要因素($P<0.01$),年龄每增加 1 岁,其慢性病患病率增加 1.07 倍。不同社会分层变量对慢性病发病率没有显著影响($P>0.05$),表明去除年龄因素后,不同社会分层人群慢性病患病率没有差异(表 7-4)。

表 7-4　不同社会分层人群慢性病患病率的多因素分析

	B	S.E.	$\exp(B)$	P
常数项	−3.967	0.375	0.019	0.000
年龄	0.072	0.004	1.074	0.000
性别(对照=男性)				
女性	−0.070	0.095	0.933	0.463

续表

	B	S.E.	$\exp(B)$	P
城乡（对照＝城市）				
农村	−0.128	0.100	0.880	0.199
社会分层（对照＝下层）				
中下层	−0.063	0.148	0.939	0.668
中层	−0.204	0.157	0.815	0.195
中上层	−0.123	0.167	0.884	0.462
上层	−0.264	0.214	0.768	0.218
R^2			0.145	
F 检验值			$P<0.001$	

三、社会分层与心理障碍水平

心理健康从以下 4 个方面理解：一是人的心理，即知、情、意活动的内在关系的协调；二是心理的内容与客观世界保持统一，使人体内外环境平衡，促使个体与社会环境相适应的状态；三是不断发展健全人格；四是保持旺盛的精力和愉快的情绪。从静态的角度看，心理健康是一种状态；从发展角度看，心理健康则是围绕着健康常模，在一定范围内，不断上下波动的过程，所以，又可以说心理健康是一个动态平衡状态，这种动态平衡状态，是在主体与环境相互作用的过程中发生的。同理，在这两者相互作用过程中，这种动态平衡状态被打破，即心理健康状态的破坏也可随时发生。

在通常情况下，心理平衡状态的破坏不超越人自身固有的自我平衡能力范围，这时心理健康状态可以不被破坏，然而一旦超越了自我平衡能力的范围，人的心态就会出现问题和紊乱，这时我们说，人的心理健康状态被破坏了。

心理障碍是最常见的一种心理健康问题，通常是指由各种不良刺激引起的心理异常或行为偏离。当前我国正处于社会转型期，经济社会体制改革日益深入，各种利益格局、社会支持网络正发生前所未有的变化，心理障碍已经成为一个严峻的公共卫生问题。据 WHO 报告，精神卫生问题负担已占我国疾病总负担的 19%①。对于心理障碍的影响因素,国内外学者进行了相关研究,但尚无定论,一般认为是生物、心理和社会因素综合作用的结果。社会转型期也是一个矛盾凸显期,在转型过程中,人们经受了各种社会变革,承受了多种压力,这些社会压力在不同社会分层的群体之间差异巨大,因此,有必要了解人群心理障碍水平及其相关因素。

本次调查采用了国际公认的 GHQ-12,该问卷广泛用于人群心理障碍的筛选与评定,GHQ-12 中文版已被众多的研究证实具有理想的信度和效度,适合在中国大陆使用。本研究 GHQ-12 评分按照 0-0-1-1 的方法进行,总得分越高,心理障碍问题相对越严重,因不同地区的 GHQ-12 最佳分界值稍有不同,故采用杨廷忠等②验证的 3/4 分界值,即 GHQ-12 总分在 4 分及 4 分以上为心理障碍病例。

1. 信度和效度分析

GHQ-12 的 Cronbach 系数为 0.768,各项目与总分之间的相关系数为 0.412～0.534,表明具有较高的同质性和内部一致性,可见稳定性较好。经因子分析得到 3 个因子,这 3 个因子所解释的总变异分别为 37.21%、11.21% 和 8.67%(表 7-5)。各测量条目的因子负荷为(括号内为负荷值):因子 I——01(0.722)、02(0.754)、03(0.768)、04(0.692);因子 II——05(0.606)、06(0.581)、07(0.554)、12(0.609);因子 III——08(0.646)、09(0.687)、10(0.634)、11(0.523)。因子 I 为躯体症状,因子 II 为焦虑和担忧家庭关系不良,因子 III 为抑郁。根据各因子所解释的方差,显然第一个因子为主因子,当限定一个因子进行分析时,各条目都显著地负载于其上,提示可以用一个单一结构来看待这一问卷。

2. 不同社会分层群体之间心理障碍得分比较

由表 7-6 可见,全样本均值为 2.39±1.64,与杨廷忠等报道的 4 个城市(广州市 939 名、重庆市 708 名、太原市 811 名和杭州市 1249 名,合计 3707 名)的心理障碍水平相接近(2.00±2.26)。从不同社会分层群体之间的比较来看,社会分层的等级越高,其心理障碍得分越低,经方差分析的两两比较可见,除中下层和中层群体之间的差异没有统计学意义外,其余各组之间

① 许毅,胡少华. 精神卫生:我国公共卫生事业面临的严峻挑战[J]. 中华预防医学杂志,2005(4):228.

② 杨廷忠,黄丽,吴贞一. 中文健康问卷在中国大陆人群心理障碍筛选的适宜性研究[J]. 中华流行病学杂志,2003,24(9):769-773.

得分差异均具有统计学意义($P<0.05$)。

表 7-5　GHQ-12 因子分析

条目	因子Ⅰ	因子Ⅱ	因子Ⅲ
条目 1	0.722	0.300	−0.237
条目 2	0.754	0.294	−0.23
条目 3	0.768	0.277	−0.249
条目 4	0.692	0.229	−0.171
条目 5	0.170	0.606	0.023
条目 6	−0.094	0.581	0.266
条目 7	−0.115	0.554	0.614
条目 8	0.245	−0.287	0.646
条目 9	0.197	−0.18	0.687
条目 10	−0.231	0.333	0.634
条目 11	0.311	−0.248	0.523
条目 12	−0.343	0.609	0.292

表 7-6　不同社会分层群体的心理障碍得分

社会分层	均数	标准差	95% 可信区间		最小值	最大值
			下限	上限		
下层	2.91	1.85	2.74	3.09	0	10
中下层	2.50	1.69	2.39	2.62	0	11
中层	2.44	1.60	2.33	2.54	0	10
中上层	2.17	1.60	2.05	2.28	0	10
上层	1.88	1.13	1.77	2.00	0	7
合计	2.39	1.64	2.34	2.45	0	11

经方差分析：$F=24.904$，$P<0.01$，两两比较可见，除中下层和中层之间的差异没有统计学意义外，其余各组之间得分差异均具有统计学意义（$P<0.05$）。

3. 不同社会分层群体之间心理障碍发生率的比较

从心理障碍的发生率来看，全样本的心理障碍发生率为 16.7%，要低于杨廷忠等报道的 4 个城市 3707 名样本的心理障碍发生率[1](21.72%),也低于我国台湾地区社区样本 24% 的发生率[2]。经卡方检验,不同社会分层群体之间的差异具有统计学意义,下层群体的心理障碍发生率最高,达到了 26.9%,中下层和中层群体的心理障碍发生率比较接近,分别为 17.6% 和 18.1%,中上层和上层群体的心理障碍发生率较低,分别为 12.6% 和 8.1%(表 7-7)。

表 7-7　不同社会分层群体的心理障碍发生率的比较

心理障碍	合计 [人(%)]	下层 [人(%)]	中下层 [人(%)]	中层 [人(%)]	中上层 [人(%)]	上层 [人(%)]	χ^2
是	542(16.7)	116(26.9)	148(17.6)	152(18.1)	97(12.6)	29(8.1)	61.68**
否	2696(83.3)	315(73.1)	694(82.4)	689(81.9)	671(87.4)	327(91.9)	

注:** $P < 0.01$。

表 7-8　不同社会分层人群心理障碍发生率的多因素分析

	B	S. E.	$\exp(B)$	P
常数项	−1.667	0.256	0.000	0.189
年龄	0.009	0.004	1.009	0.009
性别(对照=男性)				
女性	0.161	0.098	1.174	0.102
城乡(对照=城市)				
农村	0.096	0.103	1.101	0.353
社会分层(对照=下层)				
中下层	−0.420	0.149	0.657	0.005
中层	−0.341	0.153	0.711	0.026
中上层	−0.730	0.171	0.482	0.000
上层	−1.181	0.239	0.307	0.000
R^2			0.022	
F 检验值			$P < 0.001$	

　　加入年龄、性别和城乡三个基本控制变量后,经 Logistic 回归发现,年龄是影响心理障碍发生率的最重要因素($P < 0.01$),年龄每增加 1 岁,心理

① 杨廷忠,黄丽,吴贞一.中文健康问卷在中国大陆人群心理障碍筛选的适宜性研究[J].中华流行病学杂志,2003,24(9):769-773.

② Cheng T A,Wu J T,Chong M Y,et al. Internal consistency and factor structure of the Chinese Health Questionnaire[J]. *Acta Psychiatry Scand*,1990,82:304-308.

障碍发生率增加 1.009 倍；性别和城乡因素对心理障碍发生率没有显著性影响（$P>0.05$）。根据相关文献，性别、年龄与心理障碍的关系报道不一致，如 Goldberg 总结了有关文献，认为 GHQ 分值呈现女性高于男性，而杨廷忠教授的研究则显示在我国女性较男性有较高的心理障碍率[①]。社会分层越高，其心理障碍发生率越低（$P<0.05$），上层群体的心理障碍发生率仅为下层群体的 30.7%（表 7-8）。

四、社会分层与自评健康状况

自评健康状况是个人对自身健康水平的一种主观上的整体评价，自评健康这一主观的健康指标在国外已得到广泛的研究和应用。大量的文献表明自评健康可以作为反映健康状态的可靠指标，可以作为客观健康状况指标的一种重要补充。而采用自评健康状况显而易见的好处是数据容易取得。

本研究通过两种方式进行健康状况自评，一是采用"0～100"得分，最差健康状况为 0 分，最好健康状况为 100 分；二是按等级，从"棒极了、很好、好、过得去、糟糕"五个等级评价自身健康状况。

从表 7-9 可见，社会分层从低到高，其自评健康状况平均得分也相应提高，从下层群体的 68.12 ± 16.41 提高到上层群体的 81.18 ± 11.39，经方差分析，差异具有统计学意义（$P<0.01$）。

表 7-9　不同社会分层群体的健康状况自评得分

社会分层	均数	标准差	95% 可信区间		最小值	最大值
			下限	上限		
下层	68.12	16.41	66.55	69.70	2	99
中下层	74.98	14.13	74.02	75.95	1	99
中层	77.35	12.87	76.47	78.22	4	99
中上层	78.72	12.80	77.81	79.63	1	99
上层	81.18	11.39	79.98	82.37	22	99
合计	76.26	14.04	75.78	76.75	1	99

经方差分析：$F=58.93$，$P<0.01$，两两比较可见，各组之间得分差异均具有统计学意义（$P<0.05$）。

---

① Goldberg D. Manual of the general health questionnaire[M]. Windsor：NFER Publishing，1978：55-56.

从表 7-10 可见,与健康状况自评得分相似,按五等级自评的健康状况也呈现了阶梯式差异,社会分层从下层到上层,其自我评价等级为"棒极了"的比例从 3.0％提高到了 12.6％,评价等级为"很好"的比例从 11.1％提高到了 35.4％,评价等级为"好"的比例从 28.8％提高到了 35.4％,评价等级为"过得去"的比例从 46.9％下降到 15.7％,而表示"糟糕"的比例从10.2％下降到 0.8％。

表 7-10　不同社会分层群体的健康状况自评等级

自评等级	下层 [人(%)]	中下层 [人(%)]	中层 [人(%)]	中上层 [人(%)]	上层 [人(%)]	合计 [人(%)]	χ^2
棒极了	13(3.0)	34(4.0)	59(7.0)	71(9.2)	45(12.6)	222(6.9)	
很好	48(11.1)	169(20.0)	218(25.9)	229(29.8)	126(35.4)	790(24.4)	
好	124(28.8)	325(38.5)	315(37.5)	300(39.1)	126(35.4)	1190(36.7)	307.823**
过得去	202(46.9)	293(34.7)	233(27.7)	158(20.6)	56(15.7)	942(29.1)	
糟糕	44(10.2)	23(2.7)	16(1.9)	10(1.3)	3(0.8)	96(3.0)	

注:** $P < 0.01$。

第三节　研究小结

本章主要探讨了不同社会分层与健康不平等的关系,从躯体健康、心理健康和自评健康三个维度的分析来看,我们可以总结出以下几个结论。

第一,发达国家不同社会分层的健康不平等趋势在中国也同样存在,即社会分层等级较高的群体,健康水平要明显优于社会分层等级较低的群体。然而,对于躯体健康这一维度的评价,采用两周患病率和慢性病患病率这两个卫生服务需求的指标还有待商榷。本研究显示,在 Logistic 回归模型中,衡量卫生服务需要的两个健康指标——两周患病率和慢性病患病率,不同社会分层群体之间却未见明显梯度关系,这与大多数发达国家的研究结果不尽相同[1],但与北京大学汤淑女等[2]的研究结果基本一致。分析其原因如下:一是对两周患病率的测度,是指被调查者自报看医生、自我治疗和卧床

---

[1]　Douglas B,Morris J,Smith C,et al. Inequalities in Health:Report of a Research Working Group[R]. London:Department of Health and Social Security,1980.

[2]　汤淑女,简伟研.社会经济地位与慢性病患病的关联——基于北京和上海工作群体的实证研究[J].中国卫生政策研究,2012,5(1):51—55.

休工休学三种情况的比例,因此,社会分层较高者,由于医疗保障水平、支付能力和教育程度较高,同样的身体不适,其就诊概率和自我治疗的可能性也越高;二是对慢性病患病率的测度,是指被调查者近半年来被医生诊断患有慢性病,显然,社会分层较低的群体,由于医疗卫生可及性的差异,其被医生诊断患有慢性病的概率也相对较低,于是,社会分层低的人群慢性病患病率可能被低估。

第二,健康自评状况可以作为反映个体健康水平的一个稳健可靠的指标。Miilunpalo 等人[1]进行的一项前瞻性研究发现,自测健康与第一年随访获得的年门诊次数呈负相关,表明随着自测健康的变差,利用卫生服务的可能性将增加。舍恩菲尔德(Schoenfeld)等人[2]也提出自测健康可以预测 3 年内的住院或小型疗养院应用情况,并认为自评健康对于个体更有意义,卫生保健提供者应该使用自评健康来筛查有健康危险的健康人。在本研究中,采用两种方法获得的健康自评结果与社会分层之间都存在明显的梯度关系。

第三,社会分层可导致心理健康的不平等。本研究显示,不同社会分层群体的心理障碍得分和发生率都存在一定的梯度关系,这也与相关文献报道一致。美国社会学家卡普兰和萨多克(Sadock)合著的 *Comprehensive Textbook of Psychiatry/Ⅳ* 中引用了一项重要的研究成果——"社会阶层与精神障碍",该研究根据职业、教育和收入等变量将社会阶层划分为 5 级:社会分层Ⅰ——上层社会,社会分层Ⅱ——中上层社会,社会分层Ⅲ——中下层社会,社会分层Ⅳ——工人阶级,社会分层Ⅴ——最底层。在该研究中,他们发现低社会分层有更多的精神性问题,在社会分层Ⅴ,精神分裂症的患病率为社会分层Ⅰ的 11 倍之多,社会分层低的群体不仅有更多的精神障碍,也有较多的残疾问题。由此可见,社会分层等级越高的人,通常对工作和生活更有控制力,具有更加积极的生活态度和更多的社会支持,其发生心理健康失衡的概率也较低。

---

① Miilunpalo S, Vuori I, Oja P, et al. Self-rated health status as a health measure: The predictive value of self-reported health status on the use of physician services and on mortality in the working-age population[J]. *J Clin Epidemiol*, 1997, 50(5):517-528.

② Schoenfeld D E, Malmrose L C, Blazer D G, et al. Self-rated health and mortality in the high-functioning elderly: A closer look at healthy individuals: MacArthur field study of successful aging[J]. *J Gerontol*, 1994, 49(3): 109-115.

第八章 社会分层视角下生命质量评价研究

在上一章节中,我们发现用两周患病率和慢性病患病率来衡量健康水平存在一定的局限性。一是患病率的测度与社会经济地位有错综复杂的关系,社会分层低的人患病率存在被低估的可能;二是慢性病多半不是致命的,但会造成机体功能受损。对这类人群的治疗或干预结果进行评价时,常用的患病率甚至是客观临床指标等都不足以反映真实的健康状态。

而生命质量则可以从患者的生理、心理、角色功能及社会适应等多个方面来评价患者的健康,可以为采取合适干预提供依据,同时还可以获得患者对健康服务质量的评价。生命质量已成为卫生服务专业人员的关注点,也已成为重要的健康结局指标。

本研究通过对浙江省不同社会分层居民健康相关生命质量的测量与分析,探索社会分层对人群健康的影响,为缩小不同社会分层群体间的健康不平等提供参考依据。

第一节 研究假设

生命质量(quality of life,QOL),又译为生活质量、生存质量,一般认为这三种译法均可接受,在医学领域宜译为生命质量。医学上将 QOL 理论和医学实践结合起来,形成了健康相关生命质量(health-related quality of life,HRQOL)。健康相关生命质量的提出与医学模式由生物医学向生物-心理-社会医学的转变和对健康观念的重新认识有关[①]。目前 HRQOL 还没有公认的定义,一般认为 HRQOL 是指在疾病、意外损伤及医疗干预的影响下,测定与个人生活事件相联系的主观健康状态和个体满意度。尽

---

① 蔡善荣,李鲁.健康相关生命质量的研究概况[J].国外医学(社会医学分册),1999,16(1):4-7.

管存在定义的争论,但一般都认可 HRQOL 的两个特点:①生命质量是一个多维的概念,包括躯体功能、心理功能、社会功能以及与疾病或治疗有关的症状;②生命质量是主观的评价指标。

20 世纪 70 年代,生命质量的研究集中于普通人群、肿瘤和慢性病的测定,研制出大量普适性量表(如 SF-36,WHOQOL-100 等)和疾病特异性量表(如 FLIC,DCCT 等)。此后,生命质量被广泛地应用于以下 4 个方面:①普通人群健康状况的测评;②临床疗法和干预措施的比较;③卫生资源利用的效益评价;④治疗方法的选择和决策。生命质量逐渐成为新的医学研究热点。1992 年,美国出版专门的《生命质量研究杂志》(*Quality of Life Research*)。1994 年,成立了国际生命质量研究协会(International Society for Quality of Life Research,ISOQOL),总部设在美国西雅图,并由法国负责发行《生命质量研究通讯》(*Quality of Life Newsletter*)。美国 FDA 已经明确规定将生命质量作为抗癌新药评价的必需项目。

在国内,对生命质量的涉足始于 20 世纪 80 年代中期,主要是翻译和综述国外的文献及研究进展,也尝试用一些翻译的量表对某些病种(如高血压、糖尿病、乳腺癌等)进行测定。由于不同文化间存在着对躯体、健康、疾病和社会规范等方面的文化理念与实践差别,定义和评价不同民族的生命质量就要求发展适应不同民族文化的测试工具。中山医科大学的方积乾、郝元涛等遵照 WHO 推荐的程序,结合中国国情制定了 WHO 生活质量量表中文版,为生命质量研究的文化调适做了有意义的探索。但是,WHOQOL-100 量表条目偏多,耗时较长,影响了生命质量测量技术在人群尤其在临床患者中的应用。

SF-36 量表是在美国的医疗结局问卷(Medical Outcomes Study,MOS)基础上研制的简明健康调查问卷,它适用于普通人群的生命质量测评、临床试验及研究、卫生政策评价等。SF-36 量表在欧美是一个被普遍认可的生命质量测评量表。1991 年,国际生命质量评价组织制定标准翻译程序,并资助 SF-36 量表在 14 个国家的翻译、测试及常模制定。对 SF-36 量表的兴趣变得全球化,至 2000 年,40 多个国家的学者在研究该量表。

SF-12 是 36 条目简明量表(SF-36)的简化版,是从 SF-36 中选出 12 个条目构成的。这 12 个条目是根据它们的心理测量学属性被选择出来的,至少能反映 90% 的 SF-36 生理健康和心理健康测量情况。相关研究证明其具有良好的信度和效度,目前已被广泛用于人群,包括患病人群的健康状况研究与评价[①]。

SF-12 量表评价健康相关生命质量的 8 个方面，分别属于生理健康（PCS）和心理健康（MCS）两个大类，即：生理功能（physical function，PF）、生理职能（role-physical，RP）、躯体疼痛（bodily pain，BP）、总体健康（general health，GH）、活力（vitality，VT）、社会功能（social function，SF）、情感职能（role-emotional，RE）和精神健康（mental health，MH）。采用 SF-12 量表第 2 版美国评分方法对所有调查对象的 PCS 和 MCS 进行评分，分数为 0～100 分，0 分为最差，100 分为最好。

社会分层视野下生命质量评价研究是对健康不平等研究的延续和补充，弥补了上一章节中存在的不足，是从另一种角度研究不同社会分层群体之间健康不平等的程度。其研究假设为：不同社会分层群体的生命质量评价存在差异，不仅表现在生理健康的差异，同时也存在心理健康的差异。

第二节　不同社会分层群体的生命质量评价

本节主要内容：一是 SF-12 量表在本研究中信度和效度的检验；二是运用集中指数这一测量方法对不同社会分层群体生命质量的公平性进行分析；三是通过建立多元回归模型分析生命质量的主要影响因素。

一、信度和效度检验

1. 信度检验

各维度的内部一致性评价用 Cronbach's α 系数衡量。本研究中，SF-12量表总的 Cronbach's α 系数为 0.783，删除该维度后 Cronbach's α 系数在 0.731～0.773，PCS 与 PF、RP、BP、GH，MCS 与 VT、RE、SF、MH 的相关系数均大于 0.4（$P<0.05$），提示量表的内部一致性良好（表 8-1）。

① Ware J E，Kosinski M，Keller S D. A 12-Item Short-Form Health Survey：Construction of scales and preliminary tests of reliability and validity[J]. *Med Care*，1996，34（3）：220-233.

Kontodimopoulos N，Pappa E，Niakas D，et al. Validity of SF-12 summary scores in a Greek general population[J]. *Health Qual Life Outcomes*，2007，5：55.

Lam C L K，Tse E Y Y，Gandek B. Is the standard SF-12 health survey valid and equivalent for a Chinese population? [J] *Qual Life Res*，2005，14（2）：539-547.

表 8-1　SF-12 量表的内部一致性评价

	PF	RP	BP	GH	VT	RE	SF	MH
删除该维度后 Cronbach's α 系数	0.731	0.768	0.739	0.762	0.752	0.749	0.773	0.738
相关系数　MCS	0.751	0.648	0.747	0.666	—	—	—	—
PCS	—	—	—	—	0.541	0.697	0.566	0.802

2. 效度分析

(1)集合效度与区分效度

集合效度是指条目与所属维度相关系数大于 0.4,认为该条目集合效度定标成功。例如,PF 维度下的 2 个条目与 PF 的相关系数(0.886～0.918)均大于 0.4,表明 2 个条目均定标成功。区分效度是指条目与所属维度的相关系数大于该条目与其他维度的相关系数,则该条目区分效度定标成功。例如,计算 PF 维度下的 2 个条目与 8 个维度的相关系数(共计 16 个),每个条目与 PF 维度的相关系数均大于它与其他 7 个维度的相关系数,16 个条目均定标成功。由表 8-2 可见,除 MH 维度外,其他 7 个维度定标成功率为 100%,表明中文版 SF-12 量表在人群中应用时整体效度优良;但 MH 维度中有 1 个条目定标失败,表明这个条目在准确测量精神健康状况方面需要谨慎使用。这一结果与众多 SF-36 量表的国内外研究结果相符[1][2]。

表 8-2　SF-12 量表集合效度和区分效度分析

维度	条目数量	条目相关系数范围		集合效度		区分效度	
		集合效度	区分效度	成功数	成功率(%)	成功数	成功率(%)
PF	2	0.886～0.918	0.178～0.558	2/2	100.0	16/16	100.0
RP	2	0.688～0.758	0.124～0.626	2/2	100.0	16/16	100.0
BP	1	1.000	0.234～0.666	1/1	100.0	8/8	100.0
GH	1	1.000	0.199～0.586	1/1	100.0	8/8	100.0
VT	1	1.000	0.169～0.556	1/1	100.0	8/8	100.0
SF	2	0.596～0.766	0.175～0.564	2/2	100.0	16/16	100.0
RE	1	1.000	0.108～0.585	1/1	100.0	8/8	100.0
MH	2	0.266～0.465	0.09～0.764	1/2	50.0	15/16	93.8

注:PF:生理功能;RP:生理职能;BP:身体疼痛;GH:一般健康状况;VT:精力;SF:社会功能;RE:情感职能;MH:精神健康。

---

① 李鲁,王红妹,沈毅.SF-36 健康调查表中文版的研制及其性能测试[J].中华预防医学杂志,2002,36(2):109-113.

② 赵龙超,刘志军,何燕.简明健康状况调查问卷第二版评价成都市城镇居民生命质量适用性研究[J].中华预防医学杂志,2014,48(5):370-374.

（2）结构效度

对 SF-12 量表的 8 个维度进行探索性因子分析,按照特征根大于 1 的标准提取了 2 个公因子,共解释了总方差的 56.36%,Bartlett's 球形检验,KMO 系数为 0.788($P<0.001$),大于 0.7,显示数据适合进行因子分析(表 8-3)。再采用验证性因子分析评价 8 个维度分别归于 PCS、MCS 的结构效度,各维度在该领域的标准化因子负荷均大于 0.8,比较拟合指数(CFI)= 0.991,非规范拟合指数(TLI)= 0.984,标准化残差均方根(SRMR)= 0.011,近似误差均方根(RMSEA)= 0.06,表明量表具有较好的结构效度。

表 8-3　SF-12 量表的结构效度分析

		PF	RP	BP	GH	VT	RE	SF	MH
标准化因子负荷	MCS	0.930	0.945	0.966	0.952	—	—	—	—
	PCS	—	—	—	—	0.804	0.879	0.927	0.914

注:所有相关系数和标准化因子负荷均有统计学意义($P<0.001$)。

（3）校标效度

因国内外缺乏使用 SF-12 量表测量生存质量的"金标准",故选择单个条目的总体健康自评量表作为标准,考察其与 SF-12 量表总分有相关性($r = 0.762, P<0.001$)。

二、SF-12 量表各维度得分情况

从 SF-12 量表 8 个维度得分情况看(表 8-4),各维度得分差异不大,得分较高的维度有 VT(精力)、PF(生理功能)和 BP(身体疼痛),得分较低的维度有 GH(一般健康状况)、SF(社会功能)和 RE(情感职能),均数 95% 可信区间范围较小。

表 8-4　SF-12 量表各维度得分($N=3154$)

项目	PF	RP	BP	GH	VT	RE	SF	MH
均数	51.37	49.42	50.22	43.43	52.02	47.45	47.05	49.23
标准差	7.82	8.03	8.19	11.49	8.94	9.45	8.34	7.52
中位数	56.47	47.96	47.25	44.74	57.81	50.49	46.47	52.35
四分位间距	8.59	13.82	10.19	25.87	10.06	11.18	10.10	6.10
最小值	22.11	20.32	16.68	18.87	27.62	11.35	16.18	15.77

续表

项目	PF	RP	BP	GH	VT	RE	SF	MH
最大值	56.47	57.18	57.44	61.99	67.88	56.08	56.57	64.54
95%CI 下限	51.09	49.14	49.93	43.03	51.71	47.12	46.76	48.97
95%CI 上限	51.64	49.70	50.50	43.83	52.33	47.78	47.34	49.49

由表 8-5 可见,从 SF-12 各维度得分的均数、标准差和均数的 95%可信区间的比较来看,男性样本和女性样本各维度得分无显著性差异。

表 8-5　不同性别 SF-12 量表各维度得分

		PF	RP	BP	GH	VT	RE	SF	MH
男性 (1503)	均数	51.79	49.44	50.28	43.52	52.50	47.74	47.12	49.31
	标准差	7.68	8.03	8.34	11.67	8.88	9.45	8.30	7.66
	95%CI 下限	51.40	49.04	49.85	42.93	52.05	47.26	46.70	48.92
	95%CI 上限	52.17	49.85	50.70	44.11	52.95	48.22	47.54	49.70
女性 (1651)	均数	50.99	49.41	50.17	43.35	51.58	47.18	46.98	49.16
	标准差	7.93	8.03	8.06	11.33	8.98	9.45	8.38	7.39
	95%CI 下限	50.60	49.02	49.78	42.80	51.14	46.72	46.58	48.80
	95%CI 上限	51.37	49.79	50.55	43.89	52.01	47.63	47.39	49.51

三、生理健康总分(PCS)和心理健康总分(MCS)的单因素分析

生理健康总分(PCS)和心理健康总分(MCS)的范围为 0～100 分,分值越高,健康状况越好,0 分为最差,100 分为最好。表 8-6 为浙江省居民 PCS 和 MCS 得分与成都市、中国香港和澳大利亚城市居民[①]的比较。结果表明,浙江省居民 PCS 与澳大利亚城市居民 PCS 得分差异无统计学意义($P>0.05$),但低于成都市和香港居民;浙江省居民 MCS 得分均低于成都市、中国香港和澳大利亚城市居民(表 8-6)。

---

① 李宁秀,刘丹萍,刘朝杰,等. 成都市城市居民 SF-12 评价研究[J]. 四川大学学报(医学版),2010,41(6):1044-1046.

表 8-6　浙江省居民生命质量与成都市居民、中国香港居民及澳大利亚城市居民的比较

	浙江省居民	成都市居民	中国香港居民	澳大利亚居民	t_1	t_2	t_3
PCS	49.5±7.9	51.2±6.6	50.2±7.0	49.3±9.9	−11.799**	−4.657**	1.772
MCS	48.0±7.2	49.9±7.7	48.4±8.8	52.0±8.8	−14.058**	−2.731**	−29.916**

注：t_1 与成都市居民比较，t_2 与中国香港居民比较，t_3 与澳大利亚城市居民比较；* $P<0.05$，** $P<0.01$。

分别以年龄、性别、教育程度、就业状况、收入水平、是否患有慢性病和社会分层因素为变量，作生理健康总分(PCS)和心理健康总分(MCS)的单因素分析。结果表明，男性和女性的 PCS 和 MCS 得分差异无统计学意义($P>0.05$)，年龄的差异主要体现在 PCS 得分上，年龄越大，得分越低，但不同年龄组 MCS 得分差异无统计学意义；从不同教育程度看，教育程度越高，PCS 得分越高，具有明显的梯度差异($P<0.01$)；从就业状况看，在校学生 PCS 得分最高，其次是在业者，无业和失业者 PCS 得分较低，由于离退休都是老年人，因此得分最低，差异具有统计学意义，但 MCS 得分差异无统计学意义；从收入来看，中间组(5 万～10 万元)PCS 得分最高，收入增加或减少都导致生理健康得分的下降，收入越高，MCS 得分也越高；慢性病患者的 PCS 和 MCS 均低于无慢性病者；社会阶层越高，PCS 和 MCS 得分也越高(表 8-7)。

表 8-7　浙江省居民生命质量的社会人口学特征比较

变量		PCS		t/F	MCS		t/F
		均数	标准差		均数	标准差	
性别	男性	49.71	7.83	1.254	48.23	7.41	1.986
	女性	49.40	7.89		47.86	7.46	
年龄	15～44 岁	51.75	6.39	285.208**	48.09	7.58	0.481
	45～59 岁	47.55	7.78		47.88	7.22	
	≥60 岁	41.32	10.26		48.34	7.25	
婚姻状况	未婚	52.99	5.78	93.097**	48.20	7.39	1.669
	已婚	48.76	7.86		48.05	7.44	
	离婚	41.21	10.84		47.15	7.47	
	丧偶	46.75	9.66		45.60	8.19	
教育程度	不识字	42.69	10.35	86.232**	47.44	7.09	3.299*
	小学	46.08	8.49		47.08	7.41	
	初中	49.14	7.64		48.38	7.26	
	高中(中专)	50.99	7.00		48.25	7.58	
	大专	52.17	5.68		47.78	7.74	
	本科及以上	52.41	5.97		48.69	7.34	

续表

变量		PCS		t/F	MCS		t/F
		均数	标准差		均数	标准差	
就业状况	在业	49.96	7.02		48.13	7.39	
	离退休	41.94	10.41		47.57	8.74	
	在校学生	53.22	5.48	119.088**	48.24	7.14	1.134
	无业	45.93	8.43		47.29	7.28	
	失业	43.56	10.30		47.25	7.63	
收入	<3万元	46.04	9.42		47.33	7.44	
	3万~5万元	49.30	7.13		47.43	7.69	
	5万~10万元	51.01	6.63	46.433**	48.89	7.34	8.395**
	10万~20万元	50.99	6.31		49.33	6.81	
	>20万元	50.37	6.90		49.53	7.54	
慢性病	否	51.18	6.68	567.088**	48.33	7.31	16.972**
	是	43.77	8.94		47.01	7.80	
社会阶层	下层	44.12	9.91		47.21	7.12	
	中下层	48.76	7.82		47.71	7.36	
	中层	49.93	7.24	86.427**	47.76	7.34	5.983**
	中上层	51.51	6.18		48.49	7.62	
	上层	52.73	6.18		49.47	7.59	

注:两组间的比较采用 t 检验,两组以上的比较采用方差分析(F 检验);* $P < 0.05$,** $P < 0.01$。

四、不同社会分层群体生命质量的公平性分析

生命质量是反映健康状况的一个综合性指标,上面的单因素分析显示,对于不同社会分层群体,社会分层越高,PCS 和 MCS 得分也越高。为进一步分析不同社会分层群体间生命质量的公平性差异,以及影响这种健康不平等趋势的相关因素,下面将利用集中指数及其分解进行分析。

1. 变量定义和区间回归

在测算生命质量集中指数前,需要确定相关变量与生命质量之间的关系。为了不低估生命质量的变异程度,这里以生命质量评价得分作为因变量,以性别、年龄、城乡、教育程度、职业、收入水平、婚姻状况、慢性病史等为自变量,对各变量的定义见表 8-8。

表 8-8　变量定义

变量	变量标识	定　义
PCS	生理健康	SF-12 量表生理健康总分
MCS	心理健康	SF-12 量表心理健康总分
Sex	性别	男性为 1,女性为 2
Age	年龄	分三个年龄段:15～44 岁为 1;45～59 岁为 2;60 岁及以上为 3
Urban	城乡	城市＝1;农村＝2
Edu	教育程度	不识字＝1;小学＝2;初中＝3;高中(中专)＝4;大专＝5;本科及以上＝6
Occup	职业	半失业或无业者＝1;体力劳动者＝2;自雇佣者＝3;办事人员＝4;专业技术人员＝5;权利优势者＝6
Income	年收入	年收入低于 3 万元＝1;3 万～5 万元＝2;5 万～10 万元＝3;10 万～20 万元＝4;高于 20 万元＝5
Marry	婚姻	未婚、离婚或丧偶＝0;在婚＝1
Disease	慢性病史	否＝0,是＝1

根据集中指数测算的公式(1)[①],对各自变量进行区间回归,以确定各自变量对 PCS 和 MCS 得分的影响关系,得出回归系数和标准差(表 8-9)。

表 8-9　生命质量影响变量的区间回归表

变量标识	PCS 得分			MCS 得分		
	系数	标准差	P	系数	标准差	P
性别	−0.909	0.250	0.000	−0.190	0.270	0.482
年龄	−2.592	0.230	0.000	0.688	0.248	0.006
城乡	−0.185	0.260	0.477	−1.367	0.281	0.000
教育程度	0.594	0.117	0.000	0.067	0.127	0.595
职业	0.156	0.135	0.246	−0.097	0.145	0.506
收入	0.566	0.122	0.000	0.592	0.131	0.000
婚姻	−1.255	0.288	0.000	−0.113	0.311	0.716
慢性病史	−5.295	0.316	0.000	−1.531	0.341	0.000

① 见本书第三章第三节。

2. 基于社会分层分组的生命质量集中指数

利用公式(2)[①]计算出社会分层分组生命质量的两个维度——生理健康还是心理健康集中指数,分别见表 8-10 和表 8-11。由此可知,基于社会分层分组的生理健康和心理健康集中指数分别为 0.0263 和 0.0070,存在因社会分层不同而导致的生命质量不平等现象。无论是生理健康还是心理健康,社会分层的集中指数均为正值,可见不同社会分层的生命质量是偏向社会分层更高的人,即社会分层等级越高,其生命质量更好,从集中指数的大小来看,生理健康维度要大于心理健康维度,可见不同社会分层的生命质量不平等更多地体现在生理健康上。

表 8-10　基于社会分层分组的生理健康集中指数

组号	社会分层分组	人口数(人)	人口构成比(%)	人口累计百分比(%)	健康均值变量	健康变量累计百分比(%)	集中指数
1	下层	431	13.30	13.30	44.12	11.84	0.0032
2	中下层	844	26.04	39.34	48.76	37.47	0.0056
3	中层	842	25.98	65.32	49.93	63.65	0.0101
4	中上层	768	23.70	89.02	51.51	88.28	0.0074
5	上层	356	10.98	100.00	52.73	100.00	0.0000
	总计/均值	3241	100.00	—	49.55	—	0.0263

表 8-11　基于社会分层分组的心理健康集中指数

组号	社会分层分组	人口数(人)	人口构成比(%)	人口累计百分比(%)	健康均值变量	健康变量累计百分比(%)	集中指数
1	下层	431	13.30	13.30	47.21	13.07	0.0004
2	中下层	844	26.04	39.34	47.71	38.93	0.0005
3	中层	842	25.98	65.32	47.76	64.76	0.0028
4	中上层	768	23.70	89.02	48.49	88.68	0.0034
5	上层	356	10.98	100.00	49.47	100.00	0.0000
	总计/均值	3241	100.00	—	48.04	—	0.0070

为了测度其他相关影响因素,如性别、年龄、城乡、教育程度、职业、收入、婚姻状况和慢性病史对居民生命质量的贡献,本研究首先基于社会分层

---

① 见本书第三章第三节。

分组,分别测算了其他相关影响因素的集中指数,见表 8-12。性别、年龄、城乡、婚姻状况和慢性病史的集中指数为负值,说明社会分层低的人更多的是女性、老年人、农村居民、在婚者和慢性病患者。

表 8-12　基于社会分层分组的相关影响因素集中指数

变量	变量均数						集中指数
	合计	下层	中下层	中层	中上层	上层	
性别	1.522	1.615	1.551	1.502	1.505	1.424	−0.0172
年龄	1.492	2.104	1.539	1.390	1.332	1.225	−0.0834
城乡	1.583	1.798	1.703	1.614	1.415	1.331	−0.0539
教育程度	3.367	1.696	2.737	3.322	4.046	5.525	0.1688
职业	2.851	1.601	2.130	2.704	3.596	4.812	0.1820
收入	2.367	1.104	1.635	2.412	3.228	3.666	0.2004
婚姻	0.729	0.738	0.757	0.715	0.712	0.722	−0.0103
慢性病史	0.220	0.404	0.235	0.183	0.178	0.140	−0.1662

　　然后根据公式(3)[①],测算了各影响因素对生命质量不平等的贡献率,见表 8-13。由表 8-13 可知,从各相关因素对生理健康维度的贡献率来看,贡献率均为正值,表明上述各相关因素均加大了居民的生理健康不平等。其中性别、城乡和婚姻状况的贡献率不到 2%,可以忽略不计。而教育程度、年龄、收入和慢性病史的贡献率分别达到 26.14%、24.97%、20.78% 和14.99%,表明这些因素是造成居民生理健康不平等的主要因素;从各相关因素对心理健康维度的贡献率来看,性别和婚姻状况的贡献率不足 2%,可以忽略不计。对居民心理健康不平等贡献率最大的是收入,贡献率达到了81.03%,从而表明,在当今社会,收入差距过大是导致各种心理健康问题的最重要因素。其次是城乡差异,贡献率也达到了 33.63%,是否患有慢性病也是加大心理健康不平等的重要因素之一,贡献率为 16.14%。而年龄和职业因素的贡献率为负,分别是 −24.69% 和 −14.48%,说明年龄和职业对居民心理健康不平等起到了缩小作用。

---

① 见本书第三章第三节。

表 8-13　基于社会分层分组的生命质量不平等相关因素贡献率

变量标识	PCS 得分			MCS 得分		
	弹性	贡献度	贡献率	弹性	贡献度	贡献率
性别	−0.02792	0.00048	0.01843	−0.00582	0.00010	0.01431
年龄	−0.07804	0.00651	0.24973	0.02072	−0.00173	−0.24688
城乡	−0.00591	0.00032	0.01223	−0.04368	0.00235	0.33630
教育程度	0.04036	0.00681	0.26141	0.00457	0.00077	0.11031
职业	0.00899	0.00164	0.06281	−0.00557	−0.00101	−0.14481
收入	0.02702	0.00541	0.20775	0.02830	0.00567	0.81025
婚姻	−0.01846	0.00019	0.00730	−0.00166	0.00002	0.00245
慢性病史	−0.02351	0.00391	0.14992	−0.00680	0.00113	0.16141

第三节　研究小结

一、SF-12 量表的信度和效度

目前,国内关于 SF-12 量表信度、效度的研究较少,部分研究者对特殊人群如糖尿病患者、流动人口、农村老年人群、儿童等进行了评价[①]。本研究显示,SF-12 量表的 PCS、MCS 和总量表的 Cronbach's α 系数均大于 0.7,PCS、MCS 与其领域内 4 个维度的相关系数均大于 0.4,提示量表的内部一致性良好,量表具有较高的信度。验证性因子分析结果表明,CFI、TLI 均大于 0.95,SRMR、RMSEA 均小于 0.08,模型拟合良好[②],表明量表具有较好的结构效度。

---

① 李斯,张强,邱培媛,等. SF-12 量表用于农村老年人群的信度、效度研究[J]. 现代预防医学,2014,41(3):497-499.

张歆,王文娟,江启成. SF-12 量表用于安徽农村糖尿病患者生存质量评估的信度、效度分析[J].中华疾病控制杂志,2012,16(9):801-803.

张莎,田晋,刘巧兰,等. 流动人口 SF-12 生命质量量表信度、效度评价[J].中国公共卫生,2011,27(2):226-227.

尚煜,王国飞,闫承生,等. SF-12 量表评价儿童生命质量的信度和效度分析[J].中国妇幼卫生杂志,2011,2(3):115-119.

② 王孟成.潜变量建模与 Mplus 应用・基础篇[M].重庆:重庆大学出版社,2014:99-101.

但在本研究中,MH 维度中有 1 个条目定标失败,这一结果在国内 SF-12 量表的信度效度评价的研究中未见报道,但与诸多 SF-36 量表的国内研究结果相符,表明这个条目可能不能准确地测量精神健康状况。其原因可能是 MH 中的条目在翻译上值得商榷,此外受文化的影响,中国人对心理健康状况的认知与美国人不同,也就是说,条目本身的设计不适合中国文化。

二、不同社会分层人群的生命质量

在以往关于社会分层与健康不平等的研究中,对健康水平的评价多数集中于生物学指标,如两周患病率、慢性病患病率、死亡率等,或者是单一的自评健康状况。这种评价方式有一定的局限性:一是生物学指标只代表生理健康水平,但健康是一个多维的概念;二是两周患病率和慢性病患病率的高低受到发现率等影响,用来衡量健康水平有一定的牵强,如高血压,农村的发现率低于城市,但并不代表实际患病率低于城市①。本研究通过生命质量评价来衡量健康水平,可以弥补这一不足。

从社会经济发展水平来看,浙江省已经接近发达国家水平,人均期望寿命近 78 岁,位于全国前列,亦接近发达国家水平。但从居民生命质量评价结果来看,仅 PCS 与澳大利亚居民相同($P>0.05$),但低于我国香港居民,MCS 得分均低于我国香港居民和澳大利亚居民,说明总体上生命质量要低于发达国家或地区,居民健康寿命有待提高。

生命质量是反映健康状况的一个综合性指标,分析结果显示,社会分层越高,PCS 和 MCS 得分也越高,且基于社会分层的生命质量集中指数均为正值,表明生命质量是偏向社会分层更高的人,可以说进一步验证了不同社会分层的健康不平等现象。

三、社会分层对生命质量影响的分解

社会分层是教育程度、职业状况和收入水平的一个综合体现,本研究通过集中指数的分解技术评估了三大人口学特征对生命质量的贡献度。其中影响最大的因素是收入水平,对生理健康水平和心理健康水平的贡献率分别在 20% 以上和 80% 以上。这表明在我国,由于收入分配机制的不合理导致收入差距过大,已经成为一个严重的社会问题,很大程度上影响了人群的

① 汤淑女,简伟研.社会经济地位与慢性病患病的关联——基于北京和上海工作群体的实证研究[J].中国卫生政策研究,2012,5(1):51-55.

健康水平。关于联系收入差距和健康水平的通道和机制,在欧美国家的大量相关研究中已得到证实,收入差距可以通过较少社会消费、引发社会矛盾以及攀比心理而损害健康水平,尤其是心理健康水平。其次是教育程度,对生理健康水平的贡献率最大,对心理健康水平的贡献率也在 10% 以上,良好的教育让人们更容易知晓与健康有关的信息,更容易实施建议的行为改变,从而获得更好的健康状况。而职业并不是导致健康不平等的主要因素,甚至可以缩小心理健康的不平等,在这点上,可能可以解释为,相比脑力劳动者,体力劳动者在遭受更多职业危害的同时,一定的体力劳动本身是一种促进健康的行为,而另一方面,脑力劳动者在工作上比重复性的体力劳动可能面临的精神压力更大。

由此可见,要提高社会整体健康水平,缩小收入差距,缓解社会矛盾,不断提高全体国民的教育程度,增进健康素养是非常重要的。

第九章 社会分层视角下卫生服务公平性研究

随着人们生活水平的提高和健康意识的增强,医疗支出已成为食品、教育支出后的又一项重大消费;同时,随着我国社会结构的变迁,不同社会分层人群卫生服务需求的有效满足程度出现了较大的差异,低社会分层群体由于社会保障缺乏和支付能力低等问题而导致其卫生服务需求难以得到满足。因此,提高卫生服务公平性是世界各国卫生政策的最终目标之一,实现卫生服务的公平性,需要不同年龄、性别、种族、社会经济状况的人都能够公平地享有卫生服务。本研究通过浙江省 3000 多名居民的专题调查,基于调查数据验证处于社会转型时期的中国,不同社会分层群体的卫生服务公平性是否存在差异,其差异程度有多大,也为社会分层与卫生公平性研究开拓新的视野。

第一节 研究假设

卫生服务公平作为重要的民生问题之一,是社会公平的重要标志。当前,城乡之间、区域之间、阶层之间、代际之间卫生服务差距巨大,"看病难、看病贵"的问题依然突出。卫生服务公平性已成为社会各界所关注和深思的问题。研究和改善卫生服务公平性,促进医疗卫生回归公益性,实现人人享有基本卫生保健的目标,已成为构建和谐社会、保证社会公平正义的一项重要任务。

公平概念在卫生保健领域的主要应用就是卫生服务公平。WHO 和 SIDA 在 1996 年发表的一份倡议书《健康与卫生服务的公平性》中指出,公平不同于平等,它意味着生存机会的分配应以需要为导向,而不是取决于社会地位或收入差距。公平应该是共享社会进步的成果,而不是分摊本可避免的不幸和健康权利的损失。卫生服务公平性要求努力降低社会人群中在卫生服务方面存在的不公正和不应有的社会差距,力求使每个社会成员都能有相同的机会获得卫生服务，不因其所拥有的社会特权不同而出现差别。

简而言之，卫生服务公平是指公正、平等地分配各种可利用的卫生资源，使所有人都能有相同的机会从中受益，即相同的卫生服务需要，应有相同的医疗保健服务可供利用，所接受的卫生服务质量和等级也应该相同。由此可见，卫生服务公平性所反映的是人群中卫生服务的利用状况，它要求不同人群在卫生服务利用方面，不因其社会经济状况的不同而产生不应有的差距。

2000 年，WHO 对其 191 个成员国的卫生系统总绩效进行了评价，其中健康的公平性权重占 0.25，反应性的公平性占 0.125，筹资的公平性占 0.25，公平的总权重为 0.625，可见 WHO 对卫生系统中的公平性问题非常重视。

国内外有关卫生服务公平的研究主要集中在内涵的探讨和公平的测度。从卫生服务公平的内涵来看，卫生服务公平包含在广义的健康公平中。怀特海德(Whitehead)认为，卫生服务公平包含三方面的含义：①相同的卫生服务需要享有平等的可及性；②相同的卫生服务需要享有平等的利用量；③所有人享有平等的服务质量。Culyer 和 Wagstaff 认为，卫生服务公平包括：①按需分配卫生服务；②平等的可及性；③平等的卫生服务利用；④平等的健康结局。由此可以认为，卫生服务公平包括卫生服务筹资公平与卫生服务利用公平两方面。

(1)卫生服务筹资公平性，是指一个公平的卫生系统应当是在一定的经济水平下，根据人们的支付能力进行卫生筹资，按照人们的需要提供卫生服务，同时应达到理想的满意度。筹资公平性的本质就在于通过医疗保险等风险分担机制以避免因病致贫和因病返贫。在本研究中，主要探讨不同社会分层人群的医疗支出和医疗保障水平的公平性。

(2)卫生服务利用的公平性，是指需求者具有相同的机会获得卫生服务，包括横向公平和纵向公平。横向公平是指具有相同卫生服务需要的人可以获得相同或相似的卫生服务；纵向公平是指具有不同卫生服务需要的人可以获得不同的卫生服务。在卫生服务公平性的研究中，卫生服务的横向公平更受关注，而且卫生政策也多倾向于改善横向公平，即保证相同需要获得相同服务。在本研究中，主要探讨不同社会分层人群的门诊和住院服务利用的水平。

根据本研究的基本理论框架和上述关于卫生服务公平性的分析，形成了以下几点研究假设。

假设一：不同社会分层人群在家庭医疗支出上存在差异，即社会分层等级较高的群体有较好的医疗卫生支付能力，从而会寻求更高层次的医疗服务，因此家庭医疗支出也越高。

假设二：不同社会分层人群在医疗保障水平上存在差异，即社会分层等级越高，其医疗保障水平也越高。

假设三：不同社会分层人群在门诊服务利用率上存在差异，即社会分层等级越高，其门诊服务利用率越高，就诊的医疗机构等级也越高。

假设四：不同社会分层人群在住院服务利用率上存在差异，即社会分层等级越高，其住院服务利用率越高，住院的医疗机构等级也越高。

第二节　社会分层视角下卫生服务公平性的比较

在本研究中，卫生服务公平性的测定包含了三个方面：医疗卫生支出、医疗保障水平和门诊服务利用。

一、医疗卫生支出

由于医疗支出为偏态分布，故采用中位数和四分位数来描述集中趋势和离散趋势，并进行秩和检验。由表 9-1 可见，不同社会分层群体家庭医疗支出的差异具有统计学意义，经秩和检验，$\chi^2 = 154.8$，$P < 0.01$。从组间比较看，在下层、中下层和中层三个社会分层群体中，家庭医疗支出的中位数均为5000 元，差异无统计学意义（$P > 0.05$）。但也发现，社会分层越向上层，其医疗支出的差异逐渐明显，经两两比较，上层群体高于其他四个社会分层人群，中上层要高于其他三个社会分层人群，差异具有统计学意义（$P < 0.05$）。

表 9-1　不同社会分层群体的家庭医疗支出　　　　　（元）

社会分层	中位数	四分位数	最小值	最大值
下层	5000	1500～10000	0	300000
中下层	5000	2000～10000	0	150000
中层	5000	2000～10000	0	200000
中上层	8000	3000～10000	0	200000
上层	10000	3500～20000	0	200000
合计	5000	2000～10000	0	300000

二、不同社会分层人群的医疗保障水平

表 9-2 显示,不同社会分层群体间医疗保障水平有差异,社会分层为下层和中下层的人群主要为新型农村合作医疗,比例分别为 79.6% 和 60.7%;而社会分层为上层和中上层的人群城镇职工基本医疗保险的比例相对较高,分别为 57.9% 和 35.7%,经卡方检验,差异具有统计学意义($P<0.01$)。

表 9-2　不同社会分层人群的医疗保障水平　　　　[人(%)]

医疗保障类型	下层	中下层	中层	中上层	上层	合计
城镇职工基本医疗保险	33(7.7)	155.(18.4)	157(18.6)	274(35.7)	206(57.9)	825(25.5)
城镇居民医疗保险	39(9.0)	151(17.9)	200(23.8)	185(24.1)	76(21.3)	651(20.1)
新型农村合作医疗	343(79.6)	512(60.7)	457(54.3)	292(38.0)	70(19.7)	1674(51.7)
没有任何保险	16(3.7)	26(3.1)	28(3.3)	17(2.2)	4(1.1)	91(2.8)

注:$\chi^2=488.77$,$P<0.001$。

三、不同社会分层人群的门诊服务利用

门诊服务利用分两个方面:一是门诊服务利用率,采用两周就诊率和两周未就诊率两个指标;二是门诊首选机构,分为社区卫生服务中心(乡镇卫生院)和县级及县级以上医疗机构两类。

由表 9-3 可见,从单因素分析来看,不同社会分层人群在两周就诊率、两周未就诊率和门诊首选机构这三个指标上,经卡方检验,差异均具有统计学意义($P<0.01$)。两周就诊率最高的为下层群体,达到 17.6%,其次是中下层群体,为 12.9%,其余三个社会分层群体之间差异不明显,均在 10%~11%;两周未就诊率总体上要高于两周就诊率,其中最高一组仍为下层群体,达到 23.8%,其次是中下层群体,为 22.5%,最低的上层群体为 13.8%,合计平均为 19.3%;门诊首选机构差异最为明显,从下层到上层,首选社区(卫生院)的比例逐渐降低,下层群体中首选社区(卫生院)的比例高达 79.2%,其次是中下层群体,比例为 73.4%,中层群体的这一比例为 65.8%,最低的上层群体仅为 32.4%。

表 9-3 不同社会分层人群的门诊服务利用情况

		下层 [人(%)]	中下层 [人(%)]	中层 [人(%)]	中上层 [人(%)]	上层 [人(%)]	合计 [人(%)]	χ^2
两周就 诊率	是	75(17.6)	109(12.9)	90(10.8)	79(10.3)	39(11.0)	392(12.1)	15.563**
	否	352(82.4)	734(87.1)	747(89.2)	685(89.7)	317(89.0)	2835(87.9)	
两周未就 诊率	是	100(23.8)	186(22.5)	153(18.6)	125(16.8)	48(13.8)	612(19.3)	20.691**
	否	321(76.2)	642(77.5)	671(81.4)	619(83.2)	300(86.2)	2553(80.7)	
门诊首选 机构	社区(卫生院)	336(79.2)	609(73.4)	539(65.8)	376(49.9)	112(32.4)	1972(62.2)	280.06**
	县级及 县级以上	88(20.8)	221(26.6)	280(34.2)	377(50.1)	234(67.6)	1200(37.8)	

注:** $P<0.01$。

为深入分析社会分层对门诊服务利用的影响,以两周就诊率、两周未就诊率、门诊首选医疗机构为因变量,以社会分层为自变量,加入年龄、性别和城乡 3 个基本控制变量,分别构建了 3 个 Logistic 回归模型。

由表 9-4 可见,年龄、城乡差异是影响两周就诊率的主要因素。随着年龄的增长,对医疗保健的需求逐步体现,表现为两周就诊率随之提高;农村居民的两周就诊率要高于城市居民,说明随着我国新型农村合作医疗制度不断完善,基本医疗保障制度覆盖水平和补偿力度不断提高后,广大农村居民的医疗需求得到明显释放,城乡之间的卫生公平性有了一定的改善;从社会分层因素来看,加入控制变量后,发现社会分层因素对居民两周就诊率的影响没有统计学意义,说明不同社会分层居民之间两周就诊率没有差异。

由表 9-5 可见,年龄、性别和城乡因素对居民两周未就诊率没有影响,而加入这三个控制变量后,发现社会分层因素对居民两周未就诊率的影响仍具有统计学意义,上层居民的两周未就诊率是下层居民的 57.9%($P<$0.05),中上层居民的两周未就诊率是下层居民的 72%($P<0.05$),中层和中下层的两周就诊率与下层相比,差异没有统计学意义($P>0.05$)。

结合表 9-4 来看,可以这样解释这个现象:由于低社会分层会导致更多的健康问题,因此,卫生服务需要和需求要明显高于高社会分层群体,随着医疗体制改革的不断推进,基本医疗保障制度的建立和完善,农民和低收入等社会弱势群体的卫生服务利用水平有了明显的提高,卫生公平性的差距有了一定的缩小,但在这些社会弱势群体中,由于支付能力和卫生服务可及性等原因,仍然有一部分人存在合理的卫生服务需求得不到满足的情况,导致两周未就诊率要明显高于高社会分层人群。

表 9-4　不同社会分层人群两周就诊率影响因素的回归模型

	B	S. E.	$\exp(B)$	P
年龄	0.025	0.004	1.025	0.000
性别(对照＝男性)				
女性	0.069	0.112	1.071	0.539
城乡(对照＝城市)				
农村	0.252	0.119	1.287	0.035
社会分层(对照＝下层)				
中下层	−0.033	0.174	0.967	0.848
中层	−0.139	0.186	0.870	0.455
中上层	−0.089	0.198	0.915	0.652
上层	0.056	0.240	1.058	0.814
常数项	−3.156	0.312	0.043	0.000

表 9-5　不同社会分层人群两周未就诊率影响因素的回归模型

	B	S. E.	$\exp(B)$	P
年龄	0.004	0.003	1.004	0.190
性别(对照＝男性)				
女性	−0.039	0.093	0.962	0.675
城乡(对照＝城市)				
农村	0.100	0.098	1.105	0.307
社会分层(对照＝下层)				
中下层	−0.014	0.148	0.986	0.924
中层	−0.233	0.156	0.792	0.135
中上层	−0.328	0.167	0.720	0.049
上层	−0.546	0.211	0.579	0.010
常数项	−1.459	0.248	0.232	0.000

　　在分级诊疗制度尚未建立的情况下,门诊就诊机构的选择是卫生服务利用水平的重要体现。从表 9-6 可见,在回归模型中,年龄、城乡和社会分层因素是影响人群门诊首选医疗机构的主要因素。年龄越大,越倾向选择县级及县级以上医疗机构就诊;不同性别之间的选择没有差异;在城乡二元体制下,农村居民选择县级及县级以上医院为门诊首选医疗机构的概率仅

为城市居民的 51.8%（$P<0.01$）；不同社会分层群体之间对门诊首选医疗机构的选择存在明显的梯度差异，上层居民选择县级及县级以上医院是下层居民的 7.035 倍（$P<0.01$），中上层居民选择县级及县级以上医院是下层居民的 3.433 倍（$P<0.01$），中层居民选择县级及县级以上医院是下层居民的 1.966 倍（$P<0.01$），中下层居民选择县级及县级以上医院是下层居民的 1.418 倍（$P<0.05$），差异均具有统计学意义。

这一点说明：在中国，由于基层医疗卫生机构医疗服务能力和水平得不到老百姓信任，同时，基本医疗保障制度虽然已基本实现全面覆盖，但保障水平仍差异巨大，社会分层地位越高，医疗保障水平也越高，并具有更高的支付能力，因此会选择更好的医疗机构就诊，享受更好更高水平的医疗服务，表明在当今社会，卫生行政部门仍要致力于不断缩小不同社会分层群体之间的卫生服务公平性。

表 9-6 不同社会分层人群门诊首选医疗机构影响因素的回归模型

	B	S. E.	$\exp(B)$	P
年龄	0.007	0.003	1.007	0.016
性别（对照＝男性）				
女性	0.041	0.080	1.042	0.607
城乡（对照＝城市）				
农村	−0.658	0.080	0.518	0.000
社会分层（对照＝下层）				
中下层	0.349	0.149	1.418	0.019
中层	0.676	0.151	1.966	0.000
中上层	1.233	0.154	3.433	0.000
上层	1.951	0.182	7.035	0.000
常数项	−1.243	0.226	0.289	0.000

四、不同社会分层人群的住院服务利用

住院服务利用分两个方面：一是住院服务利用率，用年住院率和应住院而未住院率两个指标；二是住院医疗机构的选择，分为县级及县级以下医院和省市级医院两类。

由表 9-7 可见，从单因素分析来看，不同社会分层人群在年住院率、应住院而未住院率和住院医疗机构这三个指标上，经卡方检验，差异均具有统

计学意义（$P<0.05$）。年住院率最高的为下层群体，达到 12.9％，其次是中层群体，为9.2％，上层群体最低，仅为 5.2％；在应住院而未住院率上，仍然是下层群体最高，为 7.5％，上层群体最低，为 3.2％（$P<0.05$）；住院医疗机构的选择差异最为明显，从下层群体到上层群体，选择省市级医院的比例逐渐升高，下层群体中选择省市级比例仅为 22.9％，而上层群体选择省市级医院的比例达到了 60.5％，从中下层群体到中上层群体，这一比例依次为34.6％、42.0％、50.3％。

表 9-7　不同社会分层人群的住院服务利用情况

		下层 [人(%)]	中下层 [人(%)]	中层 [人(%)]	中上层 [人(%)]	上层 [人(%)]	合计 [人(%)]	χ^2
年住院率	是	53(12.9)	62(7.7)	75(9.2)	62(8.5)	18(5.2)	270(8.7)	15.887**
	否	357(87.1)	743(92.3)	739(90.8)	669(91.5)	328(94.8)	2836(91.3)	
应住院而 未住院率	是	32(7.5)	45(5.5)	35(4.3)	32(4.4)	11(3.2)	155(4.9)	10.312*
	否	392(92.5)	770(94.5)	782(95.7)	702(95.6)	336(96.8)	2982(95.1)	
住院医疗 机构	县级及县级以下	101(77.1)	151(65.4)	123(58.0)	94(49.7)	32(39.5)	501(59.4)	41.195**
	省市级	30(22.9)	80(34.6)	89(42.0)	95(50.3)	49(60.5)	343(40.6)	

注：* $P<0.05$，** $P<0.01$。

表 9-8 和表 9-9 显示了年龄、性别、城乡和社会分层因素对年住院率和应住院而未住院率的影响，这两个卫生服务利用指标的影响因素显示出基本一致的结果：除年龄以外，不同性别、城乡和社会分层群体之间的年住院率和应住院而未住院率的差异均没有统计学意义。这说明随着新型农村合作医疗制度和城镇居民基本医疗保障制度这两个普惠型政策的实施和不断完善，当前住院费用实际报销比例已超过 50％，刺激了住院需求的释放，甚至在某种程度上会导致不必要的住院行为[①]，住院服务利用的公平性大为改善，体现了政策的良好预期。

---

　　①　基于现阶段的补偿政策，不少地区新型农村合作医疗门诊报销比例仅为 30％左右，甚至更低，但住院报销比例一般在 70％以上，导致不少农村居民虽然门诊就可以治愈疾病，但往往为了更高的报销比例而选择住院。

表 9-8 不同社会分层人群年住院率影响因素的回归模型

	B	S. E.	$\exp(B)$	P
年龄	0.036	0.005	1.036	0.000
性别(对照＝男性)				
女性	0.059	0.133	1.060	0.658
城乡(对照＝城市)				
农村	0.128	0.140	1.137	0.359
社会分层(对照＝下层)				0.215
中下层	−0.125	0.212	0.882	0.555
中层	0.208	0.215	1.231	0.333
中上层	0.198	0.231	1.219	0.390
上层	−0.220	0.315	0.802	0.485
常数项	−4.046	0.381	0.017	0.000

表 9-9 不同社会分层人群应住院而未住院率影响因素的回归模型

	B	S. E.	$\exp(B)$	P
年龄	0.013	0.006	1.014	0.030
性别(对照＝男性)				
女性	−0.329	0.171	0.720	0.055
城乡(对照＝城市)				
农村	0.222	0.183	1.248	0.226
社会分层(对照＝下层)				0.494
中下层	−0.176	0.254	0.838	0.487
中层	−0.395	0.275	0.673	0.151
中上层	−0.314	0.291	0.730	0.280
上层	−0.619	0.392	0.539	0.114
常数项	−3.229	0.452	0.040	0.000

但是,从住院医疗机构等级上看,不同社会分层群体之间的差异仍十分明显,由表 9-10 可见,城乡差异和社会分层因素是影响居民住院医疗机构等级选择的主要因素,性别和年龄之间的差异没有统计学意义。

从分析结果看,农村居民住院选择省市级医院的比例仅为城市居民的 53.9%,不同社会分层群体之间对住院医疗机构等级的选择存在明显的梯度差异,社会分层为上层的居民选择省市级医院是下层居民的 3.910 倍(P

<0.01)，中上层居民选择省市级医院是下层居民的 2.760 倍($P<0.01$)，中层居民选择省市级医院是下层居民的 2.218 倍($P<0.01$)，中下层居民选择省市级医院是下层居民的 1.684 倍($P<0.05$)，差异均具有统计学意义，这一点与门诊服务利用结果基本一致。

表 9-10　不同社会分层人群住院医疗机构等级影响因素的回归模型

	B	S.E.	$\exp(B)$	P
年龄	-0.001	0.006	0.999	0.793
性别（对照＝男性）				
女性	0.088	0.150	1.091	0.559
城乡（对照＝城市）				
农村	-0.617	0.158	0.539	0.000
社会分层（对照＝下层）				
中下层	0.521	0.262	1.684	0.046
中层	0.797	0.267	2.218	0.003
中上层	1.015	0.277	2.760	0.000
上层	1.364	0.340	3.910	0.000
常数项	-0.678	0.425	0.508	0.111

第三节　研究小结

从医疗保障水平的公平性来看，随着新医改的进一步推进深化，不同社会分层群体之间基本医疗保障的参保率已非常接近，均在 95％以上，但参加的社会医疗保险类别还存在明显的差异。社会分层较高的群体主要参加城镇职工基本医疗保险，相对于城镇居民医疗保险和新型农村合作医疗，其筹资水平和补偿比例有明显优势，个人需支付的医疗费用比例较低。然而，根据卫生公平性内涵，同等支付能力的人应对卫生服务提供同等的支付，而支付能力高的人应该多支付[1]，可见，不同社会分层医疗保障的公平性有待改善。由于完善的社会保障体系，医疗保障水平的差异在发达国家主要存

---

① 徐凌中，邝媛媛.卫生服务的公平性研究进展[J].中华医院管理杂志，2001，17（5）：265-267.

在于私人医疗保险,Carme Borrell 主持的一项调查研究发现,拥有私人医疗保险的比例在不同社会阶层人群中是有明显区别的,第一和第二阶层人群可以达到 50%,但第四和第五阶层大约只有 16%[①]。

从卫生服务利用的水平来看,尽管不少文献研究显示,医疗保健差异在整个健康状况中只起到了很小的作用,但也有研究表明,在实施全面医保的加拿大,那些社会经济地位较高的人较多找专家看病[②]。本研究结果显示:不同社会分层人群的卫生服务利用差异主要在门诊服务的利用率和就诊的医疗机构等级上,这与希腊雅尼斯·汤恩塔斯的一项调查结果基本一致[③],分析其原因有以下两点。一是由于新型农村合作医疗仍以大病统筹为主,门诊的报销比例普遍较低,以参加新型农村合作医疗为主的低社会分层人群,由于支付能力有限,导致两周未就诊率更高。但随着住院补偿水平稳步提高,社会分层较低的人群住院服务需求都得到了较大程度的满足,因此,不同社会分层之间住院服务利用率未见差异。二是新医改后,虽然医疗保障基本实现全覆盖,但由于新型农村合作医疗住院补偿比例在县级及县级以下医疗机构较高,门诊报销也大多局限于基层医疗机构,因此,就诊的医疗机构等级在不同社会分层人群中存在着非常明显的梯度关系。

自新医改以来,随着基本医疗保障制度的进一步推进,在一定程度上缩小了不同社会分层群体之间的卫生服务公平性,但差距仍然不小,卫生服务公平性有待进一步改善。

① Borrell C, Fernandez E, Schiaffino A, et al. Social class inequalities in the use of and access to health services in Catalonia, Spain: What is the influence of supplemental private health insurance?[J] *Int J Qual Health Care*, 2001, 13 (2): 117-125.

② Auerbach J A, Krimgold B K. 收入,地位与健康[M]. 叶耀先,译. 北京:中国建筑工业出版社,2002.

③ Tountas Y, Oikonomou N, Pallikarona G, et al. Sociodemographic and socioeconomic determinants of health services utilization in Greece: The Hellas Health I study[J]. *Health Serv Manage Res*, 2011, 24(1): 8-18.

第十章　社会分层影响健康的通道机制研究

不同优势的社会群体之间具有系统性差异的健康水平,如穷人、少数民族、妇女等群体比其他社会群体遭遇更多的健康风险和疾病,美国及其他欧洲国家的相关研究普遍支持这种观点。这一趋势并未随时间和空间的变化而改变,虽然社会整体健康水平随着社会经济和医疗技术的发展有所提高,死亡率有所降低,但更多的是上层社会人群从中获益,这加剧了健康的不平等。本研究结果也支持这一观点[①]。这种不平等程度的扩大使得医学界关注的健康问题也逐渐变为社会学研究的重点领域之一,尤其是受到社会分层学者的重视。在诸多社会学家的研究中,社会分层同健康水平之间的因果关系应当如何确定仍存在争议,本章就社会分层影响健康的通道机制进行了实证分析,并提出一些思考。

第一节　理论假设

社会学家重点探讨的是社会分层是如何导致健康不平等的,相对于医学界的研究,社会学研究还提供了一种综合性的社会理论框架。社会分层与健康水平之间因果关系的论述主要有两种观点,即社会因果论和健康选择论。社会因果论认为个人在社会结构中的位置决定了他们的健康水平,社会分层越低的人其健康状况越差。健康选择论则认为健康状况是个人社会流动的筛选机制之一,只有健康状况较好的人才能获得较高的社会分层,从而产生了健康不平等。王甫勤曾用中国综合社会调查数据检验这两种主要观点对于中国民众健康不平等状况的解释力,研究发现,社会因果论和健康选择论对中国民众的健康不平等状况均有一定的解释力,但相对而言社

---

① 见本书第七章。

会因果论的解释力要比健康选择论强①。

欧美社会学家的很多研究也以社会因果论为基础,探讨社会经济地位影响健康不平等的因果机制,总体上认为社会经济地位对健康有许多通道。如有社会学家认为,当吸烟对健康的影响公之于众时,那些受教育更多或更富有的人,很快会采纳并接受这种信息,社会经济地位高的人比社会经济地位低的人更快地停止了吸烟,结果,吸烟的社会经济形态发生了变化;在饮食、饮酒等方面也一样,不良行为造成的危害更容易被社会经济地位高的人所了解。在社会经济地位和健康的关系中,大约有 1/3 看起来是与健康行为有关的。然而,这其中的许多联系还得不到解释。

由于国内外文化的差异,健康行为这一中间机制在中国民众中是否能得到一致的结论,王甫勤②通过中国综合社会调查数据分析了健康相关的生活方式对人们健康水平的影响和社会结构是如何形塑人们的生活方式的,进而为社会经济地位决定人们的健康水平提供因果解释逻辑,并试图将社会流行病学和社会学关于健康不平等的研究结合起来。其得出的结论是"同欧美主要发达国家一样,中国民众也存在明显的健康不平等,社会经济地位越高的人其健康水平越高,社会经济地位主要通过生活方式影响人们的健康水平,其影响机制可以描述为社会经济地位越高的人越倾向于拥有和维护健康的生活方式,而健康的生活方式又直接影响了人们的健康水平"。

该研究中健康的生活方式是用人们在业余时间里参加的健身体育活动来测量的,在调查设计中询问被访者在业余时间里有没有存在以下方面——参加由您工作单位以外的社团组织(如俱乐部、沙龙培训班、志愿团体等)安排进行的体育活动? 根据被访者的参与程度分为 5 个等级。但体育锻炼仅仅是健康行为的一种,是一种促进健康行为,而吸烟、饮酒等不良行为的影响在以往文献中,尚未得到验证。

根据我们研究的理论模型,医疗保健和心理压力都是社会分层影响健康的重要机制,已有研究证实,医疗保健差异在社会经济地位-健康梯度中只占很小一部分,本研究得到的结论也支持这一观点③。而社会分层视角下心理压力对健康不平等的影响同样值得深入分析,这也是本研究关注的

---

① 王甫勤.社会流动有助于降低健康不平等吗? [J].社会学研究,2011(2):78-101.

② 王甫勤.社会经济地位、生活方式与健康不平等[J].社会,2012(2):125-143.

③ 见本书第九章。

核心问题。因此,本研究形成了以下几种假设。

假设 1:经常发生健康行为的人(如体育锻炼、健康体检)健康状况越好;相反,经常发生损害健康行为的人(如吸烟、饮酒)健康状况相对经常发生健康行为的人要差。

假设 2:经常处于危险性心理压力下的人健康状况越差;相反,越少暴露在危险性心理压力下的人健康状况越好。

假设 3:社会分层可通过健康行为影响人们的健康水平,具体来说,不同社会分层人群的生活方式有明显差异,就与健康相关的生活方式而言,社会分层越高的人越倾向于产生和维护有利于健康的生活方式。

假设 4:社会分层可通过心理影响人们的健康水平,具体来说,不同社会分层人群的心理压力水平有明显差异,社会分层越高的人,生活和工作环境越好,应对压力的资源也越多,暴露于危险性心理压力的概率就越低。

第二节　社会分层、健康行为和健康不平等研究

根据研究假设,本节通过分析不同社会分层人群之间两类健康行为的差异来验证健康行为是否是社会分层影响健康的一个重要通道。一类是促进健康行为,包括体育锻炼和健康体检;另一类是损害健康行为,包括吸烟和饮酒。

一、行为变量的定义

本研究对常见的四类健康行为定义如下:吸烟分为"在吸"、"已戒烟"和"没吸过";饮酒分为"经常饮酒"、"偶尔饮酒"和"不饮酒";体育锻炼分为"从不或极少锻炼和定期锻炼(每周 1 次及 1 次以上)";健康体检询问近一年内是否参加过。

二、不同社会分层人群健康行为的差异比较

由表 10-1 可见,不同社会分层人群在健康行为上存在一定差异。在吸烟行为上,调查人群中吸烟者占 26.2%,已戒烟者占 7.4%,不吸烟者占 66.4%,经卡方检验,$P>0.05$,差异没有统计学意义;在饮酒行为上,经常饮酒者占 17.9%,偶尔饮酒者占 39.3%,不饮酒者占 42.8%,从不同社会分层人群的分布来看,经常饮酒的比例在 16%~20%,差别不大,偶尔饮酒

的从下层到上层逐渐增加,不饮酒的比例从下层到上层反而逐渐降低,经卡方检验,$P<0.01$,差异具有统计学意义;在体育锻炼上,从不或极少参加体育锻炼的比例为 42.2%,定期锻炼,每周一次及以上的比例为 57.8%,从不同社会分层人群的分布来看,定期参加体育锻炼的从下层到上层逐渐增加,从下层的 43.2%增加到上层的 71.3%,经卡方检验,$P<0.01$,差异具有统计学意义;在健康体检上,一年内参加过健康体检的比例为 67.8%,从不同社会分层人群的分布来看,一年内参加过健康体检的比例从下层到上层逐渐增加,从下层的 65.6%增加到 78.5%,经卡方检验,$P<0.01$,差异具有统计学意义。

表 10-1　不同社会分层人群健康行为的差异

		下层 [人(%)]	中下层 [人(%)]	中层 [人(%)]	中上层 [人(%)]	上层 [人(%)]	合计 [人(%)]	χ^2
吸烟	在吸	91(21.1)	218(25.8)	231(27.4)	208(27.1)	102(28.7)	850(26.2)	
	已戒烟	44(10.2)	56(6.6)	63(7.5)	54(7.0)	23(6.5)	240(7.4)	12.534
	不吸烟	296(68.7)	570(67.5)	548(65.1)	506(65.9)	231(64.9)	2151(66.4)	
饮酒	经常饮酒	80(18.6)	153(18.1)	150(17.8)	128(16.7)	68(19.1)	579(17.9)	
	偶尔饮酒	116(26.9)	298(35.3)	338(40.1)	354(46.1)	168(47.2)	1274(39.3)	65.278**
	不饮酒	235(54.5)	393(46.6)	354(42.0)	286(37.2)	120(33.7)	1388(42.8)	
体育锻炼	从不或极少锻炼	245(56.8)	382(45.3)	360(42.8)	280(36.5)	102(28.7)	1369(42.2)	78.392**
	定期锻炼	186(43.2)	462(54.7)	482(57.2)	488(63.5)	254(71.3)	1872(57.8)	
健康体检	是	280(65.6)	520(63.8)	527(64.4)	541(72.3)	274(78.5)	2142(67.8)	36.580**
	否	147(34.4)	295(36.2)	291(35.6)	207(27.7)	75(21.5)	1015(32.2)	

三、不同社会分层人群四种健康行为差异的回归分析

为深入分析不同社会分层人群四种常见健康行为的差异,以吸烟行为、饮酒行为、体育锻炼行为和健康体检为因变量,在单因素分析的基础上,对吸烟行为和饮酒行为变量进行适当的合并,把吸烟和已戒烟合并为一类,经常饮酒和偶尔饮酒合并为一类。以社会分层为自变量,加入年龄、性别和城乡三个基本控制变量,分别构建了四个 Logistic 回归模型。

由表 10-2 可见,年龄和性别是吸烟行为的影响因素,年龄越大,吸烟的概率越高,OR 值为 1.067,即年龄增大 1 岁,吸烟的概率增加 1.067 倍,女性吸烟的概率仅为男性的 1.9%($P<0.01$)。而不同社会分层人群的吸烟率差异没有统计学意义,与研究假设不一致,说明在中国文化背景下,吸烟行为的危害尚未引起高社会分层群体的足够重视。

表 10-2　不同社会分层人群吸烟行为差异的回归模型

	B	S. E.	$\exp(B)$	P
年龄	0.064	0.004	1.067	0.000
性别(对照＝男性)				
女性	−3.968	0.145	0.019	0.000
城乡(对照＝城市)				
农村	0.120	0.113	1.128	0.286
社会分层(对照＝下层)				
中下层	0.044	0.190	1.045	0.819
中层	0.180	0.191	1.197	0.346
中上层	0.265	0.200	1.304	0.184
上层	0.150	0.226	1.162	0.507
常数项	−2.138	0.278	0.118	0.000

由表 10-3 可见,性别和社会分层是饮酒行为的影响因素,女性经常饮酒和偶尔饮酒的概率仅为男性的 20.5%($P<0.01$);从不同社会分层的差异来看,呈现这样的趋势:社会分层等级越高,经常饮酒和偶尔饮酒的概率也越高。从这一点看,与研究假设相反,饮酒作为一个损害健康行为,反而在高社会阶层人群中发生率较高,但结合单因素分析看,高社会阶层虽然饮酒行为的发生率较高,但更多的是偶尔饮酒或适度饮酒,经常性饮酒概率不同社会分层之间差异不大,而适度饮酒对健康的危害较小。

由表 10-4 可见,Logistic 回归模型显示,年龄、城乡和社会分层是体育锻炼行为的影响因素。年龄越大,定期参加体育锻炼的概率越低;农村居民定期参加体育锻炼的概率是城市居民的 68.6%;从社会分层来看,社会分层越高,定期参加体育锻炼的概率也越高,上层人群和中上层人群定期参加体育锻炼的概率分别是下层人群的 2.013 倍和 1.521 倍($P<0.01$)。不同性别人群之间定期参加体育锻炼的行为差异没有统计学意义。

表 10-3　不同社会分层人群饮酒行为差异的回归模型

	B	S. E.	$\exp(B)$	P
年龄	0.005	0.003	1.005	0.073
性别(对照＝男性)				
女性	−1.585	0.080	0.205	0.000
城乡(对照＝城市)				
农村	−0.160	0.083	0.852	0.052
社会分层(对照＝下层)				
中下层	0.305	0.133	1.356	0.022
中层	0.436	0.138	1.547	0.002
中上层	0.652	0.145	1.919	0.000
上层	0.684	0.174	1.981	0.000
常数项	0.636	0.214	1.888	0.003

表 10-4　不同社会分层人群体育锻炼行为差异的回归模型

	B	S. E.	$\exp(B)$	P
年龄	−0.034	0.003	0.966	0.000
性别(对照＝男性)				
女性	0.133	0.076	1.143	0.080
城乡(对照＝城市)				
农村	−0.377	0.079	0.686	0.000
社会分层(对照＝下层)				
中下层	0.304	0.125	1.355	0.015
中层	0.275	0.127	1.317	0.030
中上层	0.419	0.133	1.521	0.002
上层	0.700	0.165	2.013	0.000
常数项	1.499	0.195	4.476	0.000

由表 10-5 可见,Logistic 回归模型显示,年龄和社会分层是定期健康体检行为的影响因素。年龄越大,定期参加健康体检行为的概率越高,OR 值为 1.014;从社会分层来看,社会分层越高,其定期健康体检行为(每年 1 次)的概率也越高,社会分层上层和中上层的这一比例分别是下层的 2.017 倍和 1.405 倍,但中层和中下层群体的这一比例与下层群体相比,差异没有统计学意义。

表 10-5 不同社会分层人群健康体检行为差异的回归模型

	B	S. E.	$\exp(B)$	P
年龄	0.014	0.003	1.014	0.000
性别(对照＝男性)				
女性	0.128	0.077	1.136	0.098
城乡(对照＝城市)				
农村	−0.148	0.081	0.862	0.065
社会分层(对照＝下层)				
中下层	−0.087	0.125	0.917	0.489
中层	−0.009	0.128	0.991	0.946
中上层	0.340	0.136	1.405	0.013
上层	0.701	0.171	2.017	0.000
常数项	0.036	0.193	1.037	0.852

四、几种健康行为对自评健康状况的影响

随着人类文明的发展和社会的进步,人们促进健康的资源也越来越丰富,如医疗保障体系的完善、医学技术的发展、抗生素的使用和疫苗的保护等,为提高人类健康水平奠定了坚实的基础。但仅仅有健康资源是不够的,根据生理-心理-社会医学模式的观点,行为生活方式与绝大多数慢性非传染性疾病关系极为密切,改善行为可以预防这些疾病的发生并有利于疾病的治疗,感染性疾病、意外伤害和职业危害的预防、控制也与人们的行为密切相关。行为生活方式占各类健康影响因素的 60% 以上,且随着社会的发展,该比例还有上升的趋势。20 世纪 90 年代,美国加州大学及加州公共卫生局对 7000 名普通人的行为进行了 6 年时间的随访观察,发现行为生活方式与人的健康和预期寿命之间有着显著的相关性,并总结出与人们平均期望寿命和健康状况显著相关的 7 种基本健康行为,分别是:每日规律的三餐,避免吃零食;每天吃早餐;每周 2～3 次的适量运动;适当的睡眠;不吸烟;保持适当的体重;不饮酒或少饮酒。经过为期 5 年的行为干预追踪结果显示,在现有平均年龄的基础上,平均预期寿命分别为:采纳不多于 3 项——22 年,采纳 5 项——28 年,采纳 6 或 7 项——33 年。由此可见,人的行为是健康状态的反映,同时对人的健康产生巨大的影响。

　　以自评健康状况得分为衡量健康水平的指标,使用方差分析和 t 检验,比较不同健康行为人群之间自评健康状况得分。结果显示:健康行为的采纳情况与自评健康状况有显著相关性,不吸烟者的自评健康状况得分要明显高于吸烟者和已戒烟者,其中已戒烟得分最低,可能与感知到健康问题或疾病是吸烟者戒烟的重要原因有关;偶尔饮酒和不饮酒者的自评健康状况得分要明显高于经常饮酒者,可见适度饮酒对健康水平影响不明显;定期锻炼者的自评健康状况得分要明显高于从不或极少锻炼者;定期健康体检者的自评健康状况得分也高于不定期体检者(表 10-6)。

表 10-6　不同健康行为人群的自评健康状况得分比较

健康行为方式		平均值	标准差	95%CI		F/t
吸烟行为	吸烟	74.99	13.96	74.04	75.94	
	已戒烟	73.97	16.12	71.88	76.06	9.545**
	不吸烟	77.01	13.77	76.43	77.60	
饮酒行为	经常饮酒	74.56	14.20	73.39	75.72	
	偶尔饮酒	77.10	13.29	76.37	77.84	6.482**
	不饮酒	76.21	14.58	75.43	76.98	
体育锻炼	从不或极少锻炼	74.30	14.11	73.54	75.05	46.521**
	定期锻炼	77.71	13.82	77.07	78.34	
定期健康体检	是	75.22	14.90	74.33	76.11	9.053**
	否	76.80	13.56	76.22	77.38	

注:** $P<0.01$, * $P<0.05$。

　　由于自评健康状况得分较为单一,无法区分健康的生理维度和心理维度,为进一步分析健康行为对健康水平的影响,本研究以生命质量评价得分(SF-12)为衡量健康水平的指标,比较分析不同健康行为人群生命质量评分的差异。

　　由表 10-7 和表 10-8 可见,健康行为主要影响的是人们的生理健康维度,除是否参加定期健康体检以外,不同的吸烟行为、饮酒行为和参加体育锻炼行为人群之间的生理健康维度得分差异均具有统计学意义,主要表现为不吸烟者要高于吸烟者和已戒烟者,偶尔饮酒者和不饮酒者要优于经常饮酒者,定期体育锻炼者要优于从不或极少体育锻炼者。而从心理健康维度得分的情况来看,与生理健康维度得分呈现相反的结果,仅是否定期参加健康体检对心理健康维度得分有影响,反而是未定期参加健康体验者得分较高。不同吸烟行为、饮酒行为和体育锻炼行为人群之间的心理健康维度得分差异没有统计学意义。

表 10-7　不同健康行为人群的生理健康得分比较

健康行为方式		平均值	标准差	95%CI		F/t
吸烟行为	吸烟	49.02	7.62	48.50	49.54	
	已戒烟	47.82	8.70	46.68	48.95	10.121**
	不吸烟	49.94	7.83	49.61	50.28	
饮酒行为	经常饮酒	48.99	7.49	48.37	49.60	
	偶尔饮酒	50.21	7.22	49.81	50.61	7.732**
	不饮酒	49.17	8.52	48.72	49.63	
体育锻炼	从不或极少锻炼	48.42	8.46	47.96	48.87	49.079**
	定期锻炼	50.39	7.28	50.05	50.72	
定期健康体检	是	49.62	8.00	49.14	50.10	0.145
	否	49.51	7.79	49.17	49.84	

注：** $P<0.01$，* $P<0.05$。

表 10-8　不同健康行为人群的心理健康得分比较

健康行为方式		平均值	标准差	95%CI		F/t
吸烟行为	吸烟	48.02	7.41	47.51	48.52	
	已戒烟	48.75	7.29	47.80	49.69	1.132
	不吸烟	47.97	7.46	47.65	48.29	
饮酒行为	经常饮酒	47.89	7.41	47.27	48.50	
	偶尔饮酒	48.16	7.33	47.75	48.56	0.299
	不饮酒	47.99	7.55	47.59	48.40	
体育锻炼	从不或极少锻炼	48.01	7.46	47.61	48.41	0.035
	定期锻炼	48.06	7.42	47.72	48.40	
定期健康体验	是	47.57	7.39	47.13	48.02	6.334*
	否	48.28	7.45	47.96	48.60	

注：** $P<0.01$，* $P<0.05$。

第三节 社会分层、心理压力和健康不平等研究

社会环境与自然环境一样影响健康,社会环境的一个主要方面就是其中的人暴露于压力之下,那些社会分层高的人更多地免受压力,而心理压力会损害心脑血管功能。在社会结构的各个层面,人们都会遇到压力,但那些社会底层的人,在他们的生活中,更多的是挑战。另外,对那些拥有更多资源的人来说,应对压力不成问题,而对那些底层的人来说,应对就是困难的事情。本节的主要内容是在社会分层视角下研究心理压力与健康不平等的相关性。

一、信度和效度检验

采用浙江大学杨廷忠教授根据中国社会和文化研制的中文版知觉压力量表(CPSS)测试心理压力情况。

1. 信度检验

各维度的内部一致性评价用 Cronbach's α 系数衡量。本研究中,CPSS 总的 Cronbach's α 系数为 0.820,删除该条目后 Cronbach's α 系数范围为 0.799~0.820。各项目之间的相关系数平均为 0.278,各项目与总分之间的相关系数为 0.337~0.627,表明本次研究中,该量表具有较高的同质性和内部一致性(表 10-9)。

表 10-9 CPSS 的内部一致性评价

条 目	删除该条目后 Cronbach's α 系数	与总分的 相关系数
(1)为一些预料之外事情的发生而感到不安	0.817	0.466
(2)感觉到不能控制生活中的重要事情	0.819	0.533
(3)感觉到紧张和压力	0.815	0.429
(4)能成功处理生活中令人烦恼的事情	0.799	0.568
(5)感觉到能有效地处理生活中发生的重要变化	0.799	0.600
(6)感觉到有信心能够处理好自己的问题	0.800	0.627
(7)感觉到事情在按照自己的意愿发展	0.807	0.608
(8)发现不能完成自己所必须要做的事情	0.815	0.337

续表

条　目	删除该条目后 Cronbach's α 系数	与总分的 相关系数
(9)能够解决生活中令人不快的事情	0.802	0.549
(10)感觉到能够控制自己生活中的事情	0.803	0.599
(11)为发生了一些无法控制的事情而感到气愤	0.816	0.381
(12)发觉自己在惦记着一些必须要完成的事情	0.806	0.337
(13)感觉到能够控制如何使用自己的时间	0.805	0.515
(14)感觉到问题在不断地积累而不能得到解决	0.820	0.426

2. 效度检验

通常可以使用集合效度、区分效度、结构效度和校标效度来衡量。对 CPSS 进行探索性因子分析,按照特征根大于 1 的标准提取了两个公因子,共解释了总方差的 54.467%,Bartlett's 球形检验,KMO 系数为 0.786($P < 0.001$),大于 0.7,表明数据适合进行因子分析。由因子负荷结果可见,各测量项目均显著地负荷于这两个因子上,前者为失控感,后者为紧张感,与杨廷忠教授研究结果基本一致[1],符合量表设计的理论构想,也表明量表具有良好的结构效度(表 10-10)。

表 10-10　CPSS 的结构效度分析

条　目	因子 1	因子 2
(4)能成功处理生活中令人烦恼的事情	0.790	—
(5)感觉到能有效地处理生活中发生的重要变化	0.806	—
(6)感觉到有信心能够处理好自己的问题	0.811	—
(7)感觉到事情在按照自己的意愿发展	0.724	—
(9)能够解决生活中令人不快的事情	0.752	—
(10)感觉到能够控制自己生活中的事情	0.756	—
(13)感觉到能够控制如何使用自己的时间	0.694	—
(2)感觉到不能控制生活中的重要事情	—	0.777
(1)为一些预料之外事情的发生而感到不安	—	0.731

---

① 杨廷忠,黄汉腾.社会转型中城市居民心理压力的流行病学研究[J].中华流行病学杂志,2003,24(9):760-764.

条　目	因子 1	因子 2
(3)感觉到紧张和压力	—	0.702
(14)感觉到问题在不断地积累而不能得到解决		0.632
(11)为发生了一些无法控制的事情而感到气愤	—	0.607
(8)发现不能完成自己所必须要做的事情	—	0.571
(12)发觉自己在惦记着一些必须要完成的事情	0.567	—

注:所有相关系数和标准化因子负荷均有统计学意义($P<0.001$)。

二、不同人群的压力水平分析

CPSS 由 14 个反映压力的紧张和失控感的问题构成,4、5、6、7、9、10 和 13 题反向评分。其应答有 5 个选择项,为"从来没有"、"极少"、"有时有"、"经常有"、"很多时候",分别赋值为 0、1、2、3、4,并相加计算总分就可以得到 CPSS 的测量值。

除压力得分以外,根据浙江大学杨廷忠教授的研究,将 CPSS 得分大于 25 定义为处于健康危险性压力状态(HRS),即长期处于这一压力水平,对人的健康会带来一定的损伤。

从 CPSS 得分来看,全样本均分为 23.37±6.11。女性得分高于男性,分别为 23.85±6.10 和 22.84±6.09;60 岁以上年龄组人均得分要高于其他年龄组样本;不同婚姻状况中,离婚者 CPSS 得分最高,其次是丧偶者,已婚者和未婚者得分相对较低;在不同教育程度中,不识字和小学文化程度者 CPSS 得分较高,本科及本科以上学历者得分要低于其他受教育程度人群;在不同就业状况人群中,失业者的 CPSS 得分最高,远超在业、离退休和学生,甚至是无业者;收入的 CPSS 得分差异非常明显,收入越高,得分越低,年收入在 3 万元以内者,CPSS 得分为 24.68±5.91,而年收入在 20 万元以上者 CPSS 得分仅为 21.27±5.86;从不同社会分层来看,CPSS 得分也呈现出梯度差异,分层等级越高,CPSS 得分越低,下层群体 CPSS 得分为 25.12±5.97,上层群体为 21.40±6.35。经 t 检验或方差分析,差异均具有统计学意义。

根据 HRS 分界值(25/26),从 3227 份合格问卷中筛选出 1303 份样本处于健康危险性压力状态,发生率为 40.4%,略低于杨廷忠教授 2003 年 3666 份全国样本的调查结果(44.54%)。从 HRS 发生率来看,在不同人群中的分布,同 CPSS 得分的差异基本一致,健康危险性压力主要发生在女性、老年人、离婚或丧偶者、失业者、低教育程度人群、低收入人群和低社会分层人群中(表 10-11)。

表 10-11　不同人群压力水平的单因素分析

变　量		CPSS 得分		t/F	HRS		χ^2
		均数	标准差		人数	比例(%)	
性别	男性	22.84	6.09	21.764**	567	36.8	15.965**
	女性	23.85	6.10		736	43.7	
年龄	15~44 岁	23.15	6.05	4.813**	742	39.1	7.190*
	45~59 岁	23.51	6.10		437	40.9	
	≥60 岁	24.34	6.50		124	47.7	
婚姻状况	未婚	23.46	6.22	5.581**	318	41.8	18.685**
	已婚	23.23	6.08		918	39.0	
	离婚	25.88	5.67		48	60.0	
	丧偶	24.79	6.18		19	55.9	
教育程度	不识字	24.84	5.93	12.386**	92	48.2	31.043**
	小学	24.30	5.97		296	46.3	
	初中	23.29	5.98		441	39.4	
	高中(中专)	23.08	6.12		256	38.6	
	大专	23.46	6.29		124	41.9	
	本科及以上	21.40	6.24		94	29.6	
就业状况	在业	23.06	6.05	11.463**	834	37.2	58.904**
	离退休	23.35	6.68		70	45.2	
	在校学生	23.49	6.30		221	41.9	
	无业	23.68	5.28		16	43.2	
	失业	25.72	5.55		162	61.1	
年收入	<3 万元	24.68	5.91	26.935**	441	49.4	71.091**
	3 万~5 万元	23.82	5.84		417	43.2	
	5 万~10 万元	22.52	6.35		280	33.7	
	10 万~20 万元	21.89	6.05		117	32.1	
	>20 万元	21.27	5.86		48	27.6	

续表

变　量		CPSS 得分		t/F	HRS		χ^2
		均数	标准差		人数	比例(%)	
社会阶层	下层	25.12	5.97		221	51.8	
	中下层	24.18	5.73		387	46.1	
	中层	23.44	5.99	28.061**	332	39.6	64.542**
	中上层	22.33	6.21		252	32.9	
	上层	21.40	6.35		111	31.3	

注：** $P<0.01$，* $P<0.05$。

三、社会分层对心理压力的影响作用分析

为了检验社会分层对心理压力的影响程度,本研究以社会分层为自变量,以年龄、性别和城乡为基本控制变量,构建了健康危险性压力状态的 Logistic 回归模型,探讨社会分层如何影响人们的心理压力(表 10-12)。统计结果显示:不同性别和年龄之间健康危险性压力状态的发生率差异没有显著性;农村人群健康危险性压力状态的发生率要高于城市人群;社会分层对人们健康危险性压力状态的发生率有影响,社会分层等级越高的人发生健康危险性压力状态的概率越低,社会分层处于上层、中上层和中层的人,

表 10-12　社会分层对健康危险性压力影响的 Logistic 回归

	B	S. E.	$\exp(B)$	P
常数项	−0.903	0.276	0.405	0.001
年龄	0.002	0.003	1.002	0.472
性别(对照＝男性)				
女性	0.266	0.075	0.000	1.305
城乡(对照＝城市)				
农村	0.250	0.078	1.284	0.001
社会分层(对照＝下层)				
中下层	−0.175	0.124	0.840	0.159
中层	−0.402	0.129	0.669	0.002
中上层	−0.641	0.136	0.527	0.000
上层	−0.670	0.164	0.512	0.000

其健康危险性压力状态的发生率分别为下层人群的51.2％、52.7％和66.9％（$P<0.01$），这个结果也支持了假设的基本观点，即社会分层越高的人，暴露于健康危险性心理压力的概率越低。

四、心理压力对健康水平的影响分析

本研究以自评健康状况得分作为衡量健康水平的指标，以CPSS得分和健康危险性压力状态的发生率为自变量，加入年龄、性别和城乡为控制变量，构建多元线性回归模型，以分析心理压力对健康水平的影响。

从表10-13可见，构建了两个回归模型，模型一的自变量是控制变量和CPSS得分，模型二的自变量是控制变量和是否处于健康危险性压力状态。加入控制变量后，多元线性回归模型结果显示：无论是CPSS得分还是健康危险性压力状况的发生率，对自评健康状况得分均有显著性影响，CPSS得分越高，其自评健康状况得分就越低，处于健康危险性压力状况的人群自评健康状况得分低于压力水平正常的人群（$P<0.01$）。

表 10-13　心理压力水平对自评健康状况得分的影响

变量	模型一（CPSS得分）				模型二（HRS）			
	B	S.E.	BETA	t	B	S.E.	BETA	t
常数项	105.143	1.422	—	73.961	95.212	1.263	—	75.407
年龄	−0.337	0.016	−0.350	−21.540**	−0.342	0.016	−0.356	−21.516**
性别（对照＝男性）	−1.137	0.458	−0.040	−2.484*	−1.378	0.465	−0.049	−2.964*
城乡（对照＝城市）	−0.569	0.458	−0.020	−1.243	−0.763	0.465	−0.027	−1.640
CPSS得分	−0.547	0.037	−0.239	−14.784**	—	—	—	—
危险性压力（对照＝否）	—	—	—	—	−4.874	0.470	−0.170	−10.362**

注：** $P<0.01$，* $P<0.05$。

第四节　研究小结

本节就社会分层影响健康的通道提出了一些思考，但毫无疑问，除健康行为和心理压力外，其他通道也在影响着人的健康。

从健康行为来看，本研究显示：吸烟行为在不同社会分层人群中的差异没有统计学意义；社会分层等级越高的群体饮酒行为的发生率反而较高。在这一点上与欧美发达国家的不少研究结论不一致，可见中西方文化背景的差异会带来健康行为的不同表现。分析其原因：在吸烟行为上，我国烟草文化与西方有很大的区别,在大多数人看来,吸烟是社交的一种手段,高档烟草甚至被认为是社会地位的象征,因此,在高社会分层群体中仍然保持较高的吸烟率。在饮酒行为上,高社会分层群体饮酒行为的发生率较高,但进一步分析发现,其主要是偶尔饮酒行为,并非是经常性饮酒,这一方面可能是有不少人认为酒也含有一些营养物质,适度少量饮酒有益健康;另一方面,中华酒文化根深蒂固,饮酒是商务活动、团体聚会的一种方式,更有"酒逢知己千杯少"等传统观念。

在体育锻炼和定期健康体检这两种健康行为上,社会分层等级越高,健康行为的采纳率就越高,具有明显的梯度关系。这与西方的研究结果基本一致。其原因主要是:在低社会分层群体活动的社区里,严重缺乏增进健康活动的设施,如有文献报告,格拉斯哥的贫困地区与富裕地区相比,健身设施少得可怜。在中国,很多地方毋庸置疑也存在同样的情况。此外,在贫困地区,居民可以安全跑步的地方很少,住在自认为不太安全地区的人们与住在安全地区的人们相比,体育锻炼则更少;同时,低社会分层群体大多是体力劳动者,每天工作时间较长,且容易疲劳,缺乏体育锻炼的时间和精力。因此,贫困地区的人在体育锻炼方面需要更多的激励,因为他们进行体育锻炼需要克服更多的障碍。

同样,工作环境也可以培养或束缚与健康有关的行为,而且两者间的平衡,随着社会分层差异而不同。在工作环境中,在体育锻炼方面也有与社会经济地位有关的差异。如许多公司提供健身房,但往往不是所有员工都有均等的使用机会,这些设施通常被称为"高级主管的体育馆",说明进入这些健身房是有限制的。地位低的工作岗位缺少灵活性,使得那些雇员更难将增进健康的活动纳入工作日程。

在定期健康体检上,作为一项重要的福利制度,国家企事业单位人员通常都有免费每年一次的体检机会,职务或职称级别越高,其体检的项目也越多,因此,人们会更有动力去参加体检。虽然浙江省规定凡参加城乡居民基本医疗保险可以获得免费体检的福利,但一般人群目前是两年一次,且体检项目少、层次低、体检效果很差,使得广大居民参加体检的意愿不强。因此,社会分层等级越高,定期健康体检的概率也越高。

从心理压力来看,健康危险性压力与健康行为、生活方式、医疗保健等因素一起被认为是中间通道,本研究也进一步验证了这一观点。心理压力对健康是危险的,人的压力反应系统对偶尔出现的剧烈事件反应迅速,但如果经常重复就会逐渐减弱,由于反复出现的、经常发生的、持续存在的压力会破坏正常身体的功能,甚至造成身体部分器官衰竭,这种生物学结果被称为"稳态应变负荷"(allostatic load)。稳态应变负荷理论说明,经过一段时间,控制压力反应的常规过程会产生过劳,导致心血管系统、神经系统、内分泌系统和免疫系统临床前的功能指标不良,而最终导致疾病。越来越多的证据也显示,稳态应变负荷与社会分层是相联系的,如受教育程度低的人有较高的稳态应变负荷。一项研究长期追踪了一个健康人群,初次测量均没有心血管疾病,但那些在底层群体中,具有较高稳态应变负荷的人,在后续年代中更容易出现认知和身体衰退现象。

从社会分层到健康无疑有很多通道,知晓多条通道可以考虑干预的多种机会,也可以为健康促进和行为干预提供依据。中国当前正处于社会变革初期,社会经济地位构成呈金字塔形,大多数人群处于较低的位置,健康促进形势较为严峻。为此,我们建议:一要加强政策倡导,倡导政府制定和落实社会政策,让社会地位低的人能够方便地享用增进健康的设施和资源,提供更多的机会。二是在行为干预中,重视以理论为依据的方法。由于社会地位低的人群其不良健康行为同时具有特定的社会背景,从行为干预理论来说,针对个体的干预措施也是极为有限的。要认识到文化、社区和组织对于人群行为和发生所起的作用,应该运用群体健康行为理论设计社区行为干预策略。三是由于社会心理变化过程与相对的失落感有关,说明我们不仅应当关注人们的物质环境,而且还应关注人们对社会环境的主观评价,应重视低社会分层群体中的压力问题,如老人、妇女和低收入者压力的研究。同样重要的是应搞好科学普及,让这些人了解压力的有关问题,掌握自我缓解的办法和技术,提高心理承受力,掌握处理压力的技能。

参考文献

[1] 戴维·格伦斯基. 社会分层[M]. 王俊, 译. 北京: 华夏出版社, 2005.

[2] 李强. 当代中国社会分层: 测量与分析[M]. 北京: 北京师范大学出版社, 2010.

[3] 李强. 中国社会分层十讲[M]. 北京: 社会科学文献出版社, 2008.

[4] 李春玲. 断裂与碎片: 当代中国社会阶层分化实证分析[M]. 北京: 社会科学文献出版社, 2005.

[5] 李培林, 李强, 孙立平. 中国社会分层[M]. 北京: 社会科学文献出版社, 2004.

[6] 陆学艺. 当代中国社会流动[M]. 北京: 社会科学文献出版社, 2004.

[7] 陆学艺. 当代中国社会阶层研究报告[M]. 北京: 社会科学文献出版社, 2002.

[8] 维·彼·沃尔金. 十八世纪法国社会思想的发展[M]. 杨穆, 金颖, 译. 北京: 商务印书馆, 1983.

[9] 杨伯峻. 论语译注[M]. 北京: 中华书局, 1980.

[10] Auerbach J A, Krimgold B K. 收入, 地位与健康[M]. 叶耀先, 译. 北京: 中国建筑工业出版社, 2002.

[11] 陈定湾, 何凡. 不同社会分层的健康公平性研究[J]. 中国卫生经济, 2006, 25(8): 17-19.

[12] 陈家应, 龚幼龙. 经济转型后卫生公平性研究的意义及其应用[J]. 南京医科大学学报, 2003(4): 356-358.

[13] 江芹, 胡善联. 对 WHO 卫生系统绩效公平性评价的几点疑问[J]. 卫生经济研究, 2002(3): 132-135.

[14] 解垩. 与收入相关的健康及医疗服务利用不平等研究[J]. 经济研究, 2009(2): 92-105.

[15] 乐小兵. 基于公平性的我国卫生资源配置的实证分析[D]. 南昌: 南昌大学经济管理学院: 2007: 1-49.

[16] 李春玲. 当代中国社会的声望分层——职业声望与社会经济地位的指

数测量[J].社会学研究,2005(2):74-102.

[17] 李路路.制度转型与分层结构的变迁——阶层相对关系模式的"双重再生产"[J].中国社会科学,2002(6):105-118.

[18] 李宁秀,刘丹萍,刘朝杰,等.成都市城市居民 SF-12 评价研究[J].四川大学学报(医学版),2010,41(6):1044-1046.

[19] 李鲁,王红妹,沈毅.SF-36 健康调查量表中文版的研制及其性能测试[J].中华预防医学杂志,2002,36(2):109-113.

[20] 李顺平,孟庆跃.卫生服务公平性及其影响因素研究综述[J].中国卫生事业管理,2005(3):132-134.

[21] 刘丽杭,唐景霞.社会经济地位对居民健康公平的影响[J].中国卫生经济,2004,23(6):40-42.

[22] 孟琴琴,张拓红.健康自评指标研究进展[J].中国预防医学杂志,2010,11(7):750-752.

[23] 孙其昂,李向健.中国城乡居民自感健康与社会分层——基于(CGSS)2008 年的一项实证研究[J].统计与信息论坛,2013,28(12):78-83.

[24] 汤淑女,简伟研.社会经济地位与慢性病患病的关联——基于北京和上海工作群体的实证研究[J].中国卫生政策研究,2012,5(1):51-55.

[25] 王甫勤.社会流动有助于降低健康不平等吗?[J].社会学研究,2011(2):78-101.

[26] 王甫勤.社会经济地位、生活方式与健康不平等[J].社会,2012(2):125-143.

[27] 万泉,赵郁馨,张毓辉,等.卫生筹资累进分析方法研究[J].中国卫生经济,2004,23(7):18-20.

[28] 吴忠民.关于公正、公平、平等的差异之辨析[J].中共中央党校学报,2003(4):17-22.

[29] 谢小平,刘国祥,李斌,等.卫生服务利用公平性方法学研究[J].中国卫生资源.2007,26(5):74-76.

[30] 徐凌中,邴媛媛.卫生服务的公平性研究进展[J].中华医院管理杂志,2001,17(5):265-267.

[31] 许欣欣.从职业评价与择业取向看中国社会结构变迁[J].社会学研究,2000(3):67-85.

[32] 许毅,胡少华.精神卫生:我国公共卫生事业面临的严峻挑战[J].中华预防医学杂志,2005(4):228.

[33] 杨廷忠,黄汉腾.社会转型中城市居民心理压力的流行病学研究[J].
中华流行病学杂志,2003,24(9):760-764.

[34] 杨廷忠,黄丽,吴贞一.中文健康问卷在中国大陆人群心理障碍筛选的
适宜性研究[J].中华流行病学杂志,2003,24(9):769-773.

[35] 仲亚琴,高月霞,王健.不同社会经济地位老年人的健康公平研究[J].
中国卫生经济,2013,32(12):21-23.

[36] 张鹭鹭,胡善联,魏颖,等.区域内医院医疗卫生资源配置公平性研究
[J].中华医院管理杂志,2000(5):56-59.

[37] 赵龙超,刘志军,何燕.简明健康状况调查问卷第二版评价成都市城镇
居民生命质量适用性研究[J].中华预防医学杂志,2014,48(5):
370-374.

[38] 周菲.城市农民工收入与健康:职业地位的影响[J].经济论坛,2009,
11(22):49-52.

[39] Grusky D B. Social Stratification: Class, Race, and Gender in
Sociological Perspective [M]. Boulder: Westview Press, Inc.
ed. 2001.

[40] Rawls J. A Theory of Justice[M]. Cambridge(Mass.): Harvard
University Press,1999.

[41] Wagstaff A, Doorslaer E V. Measuring and Testing for Inequity in the
Delivery of Health Care[J]. *Journal of Human Resources*, 2000,35(4):
716-733.

[42] Morris J N. Social inequalities in health[J]. *Lancet*, 1991, 338
(8778):1337.

[43] Roy A, Hill C. Efficiency and equity implication of the health care
reforms[J]. *Soc Sci Med*, 1994, 39(9): 1189-1201.

[44] World Health Organization. Equity in health and health care: A
WHO/SIDA Initiative[J]. WHO, Geneva, 1991.

[45] Murray C J L, Frenk J A. WHO Framework for Health System
Performance Assessment[J]. WHO, Geneva, 1999.

[46] Kakwani N, Wagstaff A, Doorslaer E V. Socioeconomic inequalities
in health: Measurement, computation, and statistical inference[J].
Journal of Econometrics, 1997(77): 87-103.

[47] Marmot M G, Rose G, Shipley M, et al. Employment grade and

coronary heart disease in British civil servants[J]. *Journal of Epidemiology and Community Health*, 1987, 32(4): 244-249.

[48] Marmot M G , Smith G D, Stansfeld S, et al. Health inequalities among British civil servants: The Whitehall Ⅱ study[J]. *Lancet*, 1991,337(8754): 1387-1393.

[49] Elstad J I, Krokstad S. Social Causation, Health-Selective Mobility, and the Reproduction of Socioeconomic Health Inequalities over Time: Panel Study of Adult Men[J]. *Soc Sci Med*, 2003, 57(8): 1475-1489.

[50] Deborah L, Xie Yu. Socioeconomic Status and Health Differentials in China: Convergence or Divergence at Old Ages? [R] Population Studies Center Research Report, No. 09-690, University of Michigan, 2009.

[51] Borrell C, Fernandez E, Schiaffino A, et al. Social class inequalities in the use of and access to health services in Catalonia, Spain: What is the influence of supplemental private health insurance? [J] *Int J Qual Health Care*, 2001, 13(2): 117-125.

附 录 一

家庭社会经济情况调查表

户编号：□□□□

尊敬的居民，您好！

　　本次调查的内容仅用于统计和分析研究，我们将对您及您家人的调查信息予以严格保密。希望您能如实回答下面的问题，非常感谢您的支持！

序号	问题及选项	回答
1	您家住房类型是：(1)楼房　(2)砖瓦平房　(3)土坯平房　(4)其他	
2	您家生活住房的建筑面积约为多少平方米？	
3	您家是否有第二套住房？(1)是　(2)否	
4	您家最值钱的消费品是什么？（单选） (1)汽车　(2)电脑　(3)空调　(4)冰箱　(5)洗衣机　(6)电视机 (7)艺术品　(8)其他	
5	您家前一年总收入约为多少元？（城市地区为家庭现金收入，农村地区为纯收入）	
6	您家前一年生活消费性支出共为多少元？	
7	其中：食品支出多少(元)？	
8	药品、医疗服务及用品支出多少(元)？	
9	您家前一年收支结余约为多少元？	
10	您认为您的家庭经济条件在当地属于什么水平？ (1)上等　(2)中上　(3)一般　(4)中下　(5)很差	
11	您家庭所在地：(1)城镇　(2)农村	

本表由被调查户中最熟悉家庭情况的人回答。

附 录 二

不同社会分层的卫生公平性调查表

填表说明:本次调查的内容仅用于统计和分析研究,我们将对您的调查信息予以严格保密。希望您能如实回答下面的问题,非常感谢您的支持!请在相应选项前的数字画"○"。被调查成员编码(01 为户主,其他户成员按调查顺序)。

一、个人基本情况

1. 与户主的关系:
   (1)户主本人　(2)配偶　(3)子女　(4)父母　(5)其他

2. 户口登记地:
   (1)本县/市/区　(2)外地

3. 您的性别:
   (1)男　　(2)女

4. 您的出生日期:　　　　　年(填写 4 位数,如 1998)

5. 您参加的最主要的医疗保险是什么?
   (1)城镇职工基本医疗保险　(2)公费医疗　　(3)城镇居民医疗保险
   (4)新型农村合作医疗　　(5)未参加任何社会医疗保险

6. 您是否购买了商业医疗保险?
   (1)是　　(2)否

7. 您的婚姻状况:
   (1)未婚　　(2)已婚　　(3)丧偶　　(4)离婚

8. 您的文化程度:
   (1)没上过学　(2)小学　　(3)初中
   (4)高中(中专)　　(5)大专　　(6)本科及本科以上

9. 您目前的就业状况：

    (1)在业(包括灵活就业)   (2)离退休   (3)在校学生

    (4)失业   (5)无业

10. 您目前的职业(询问在业和离退休人员,请仔细选择)：

    (1)机关事业单位领导   (2)机关事业单位办事人员

    (3)中高级技术人员   (4)一般技术人员

    (5)企业高级管理者   (6)企业一般行政人员

    (7)企业生产工人   (8)私营企业主

    (9)个体工商户(含网商等自由职业者)

    (10)商业及服务业人员(含全职保姆)   (11)农林牧渔生产人员

    (12)运输设备操作人员   (13)建筑或搬运工人

    (14)其他

11. 您个人的平均年收入(询问在业者和离退休人员,含各种福利)：

    (1)<3 万元   (2)3 万~5 万元   (3)5 万~10 万元

    (4)10 万~20 万元   (5)>20 万元

12. 您自觉社会地位如何？

    (1)上等   (2)中上   (3)一般   (4)中下   (5)下等

二、一般健康状况(SF-12)

1. 总的来说,您认为您的健康状况：

    (1)棒极了   (2)很好   (3)好   (4)过得去   (5)糟糕

2. 您参加中等程度活动受限制吗? 如移动桌子、锄地、拎东西、洗衣服等。

    (1)很受限制   (2)有点受限制   (3)完全不受限制

3. 您爬数层楼梯受限制吗?

    (1)很受限制   (2)有点受限制   (3)完全不受限制

4. 在过去 4 周,疼痛在多大程度上干扰了您的正常工作(包括户外工作和家务劳动)?

    (1)完全没有   (2)轻微   (3)中等   (4)严重   (5)非常严重

5. 在过去 4 周,您是否因为生理健康原因,在工作或从事其他日常活动时有下列问题：

	所有时间	大部分时间	一些时间	一点点时间	没有时间
a.减少了工作或从事其他活动的时间	(1)	(2)	(3)	(4)	(5)
b.从事工作或其他活动有困难(如费劲)	(1)	(2)	(3)	(4)	(5)

6. 因为任何情感问题(如感到抑郁或焦虑),在过去4周,有多少时间:

	所有时间	大部分时间	一些时间	一点点时间	没有时间
a.减少了工作或从事其他活动的时间	(1)	(2)	(3)	(4)	(5)
b.不能像平常那么专心地从事工作或其他活动	(1)	(2)	(3)	(4)	(5)

7. 这些问题将问及您过去4周的感觉和情感体验。对每个问题,请给出与您想法最接近的一个答案。在过去4周,有多少时间:

	所有时间	大部分时间	一些时间	一点点时间	没有时间
a. 您觉得平静、安适?	(1)	(2)	(3)	(4)	(5)
b. 您觉得精力旺盛?	(1)	(2)	(3)	(4)	(5)
c. 您感到闷闷不乐、心情忧郁?	(1)	(2)	(3)	(4)	(5)

8. 在过去4周,有多少时间您的社会活动(如访问朋友、亲戚等)受您的生理健康或情感问题的影响?

(1)所有时间　　　　(2)大部分时间　　　　(3)一些时间

(4)一点点时间　　　　(5)没有时间

9.请您说出最能代表您健康状况好坏的那个分值(在下面刻度表中标出)

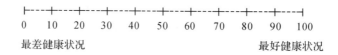

最差健康状况　　　　　　　　　　　　　　　最好健康状况

三、心理状况

1. 您最近一两个星期内,是否觉得头痛或头部有压迫感?
   (1)一点也不　　　　　　　　(2)和平时差不多
   (3)比平时严重些　　　　　　(4)比平时严重得多

2. 您最近一两个星期内,是否觉得心悸或心跳加快?
   (1)一点也不　　　　　　　　(2)和平时差不多
   (3)比平时严重些　　　　　　(4)比平时严重得多

3. 您最近一两个星期内,是否感到胸前不适或压迫感?
   (1)一点也不　　　　　　　　(2)和平时差不多
   (3)比平时严重些　　　　　　(4)比平时严重得多

4. 您最近一两个星期内,是否觉得手脚发抖或发麻?
   (1)一点也不　　　　　　　　(2)和平时差不多
   (3)比平时严重些　　　　　　(4)比平时严重得多

5. 您最近一两个星期内,是否觉得睡眠不好?
   (1)一点也不　　　　　　　　(2)和平时差不多
   (3)比平时严重些　　　　　　(4)比平时严重得多

6. 您最近一两个星期内,是否觉得许多事情对您是个负担?
   (1)一点也不　　　　　　　　(2)和平时差不多
   (3)比平时严重些　　　　　　(4)比平时严重得多

7. 您最近一两个星期内,是否觉得和家人、朋友相处得来?
   (1)比平时差很多　　　　　　(2)比平时差一些
   (3)和平时差不多　　　　　　(4)比平时更好

8. 您最近一两个星期内,是否觉得对自己失去信心?
   (1)一点也不　　　　　　　　(2)和平时差不多
   (3)比平时严重些　　　　　　(4)比平时严重得多

9. 您最近一两个星期内,是否觉得神经兮兮、紧张不安?
   (1)一点也不　　　　　　　　(2)和平时差不多
   (3)比平时严重些　　　　　　(4)比平时严重得多

10. 您最近一两个星期内,是否感到未来充满希望?
    (1)比平时差很多　　　　　　(2)比平时差一些
    (3)和平时差不多　　　　　　(4)比平时更好

11. 您最近一两个星期内,是否觉得家人或亲友会令您担忧?
    (1)一点也不   (2)和平时差不多
    (3)比平时严重些   (4)比平时严重得多

12. 您最近一两个星期内,是否觉得生活毫无希望?
    (1)一点也不   (2)和平时差不多
    (3)比平时严重些   (4)比平时严重得多

四、健康行为

1. 您的吸烟状况?
    (1)吸烟   (2)已戒烟   (3)没吸过

2. 如您吸烟,请问您每天吸烟的量为多少?
    (1)多于 20 支   (2)10～20 支   (3)10 支以内

3. 近一年内,您喝过酒吗?
    (1)是   (2)否

4. 您的饮酒频率是多少?
    (1)每周至少 3 次   (2)每周 1～2 次   (3)每周不到 1 次

5. 近半年内,您平均每周体育锻炼_____次?(从不锻炼,填 0)

6. 体育锻炼每次持续时间为:
    (1)30 分钟内   (2)30～60 分钟   (3)60 分钟以上

7. 近一年内,您是否参加过健康体检?
    (1)是   (2)否

五、患病及就诊情况

1. 调查前半年内,您是否患有经医生确诊的高血压病?
    (1)是   (2)否

2. 调查前半年内,您是否患有经医生确诊的糖尿病?
    (1)是   (2)否

3. 近半年内,您是否患有经医生确诊的其他慢性疾病?
    (1)是   (2)否

4. 调查前 14 天内,您是否因病伤去就诊或治疗?
    (1)是   (2)否

5. 调查前 14 天内,您是否对病伤采取了自我医疗(如服药、推拿等)?
    (1)是   (2)否

6. 调查前 14 天内,您是否有因病休工、休学或卧床 1 天及以上的情况?

    (1)是　　　(2)否

7. 两周内,是否有自觉生病了但没去看医生?

    (1)是　　　(2)否(跳问第 9 题)

8. 如果有,请问两周内未就诊的最主要原因(单选):

    (1)自感病轻　　(2)经济困难　　(3)无时间

    (4)自己服药　　(5)其他

9. 对于一般疾病,您首选去哪里就诊?

    (1)诊所、卫生室、服务站　　(2)卫生院或卫生服务中心

    (3)县/区级医院　　(4)省/市级医院　　(5)其他

10. 过去 12 个月内,您是否有医生诊断需住院而您未住院的情况?

    (1)是　　　(2)否(跳问第 12 题)

11. 您最近一次需住院而未住院的最主要原因(单选):

    (1)没必要　　(2)无有效措施　　(3)经济困难　　(4)医院服务差

    (5)无时间　　(6)无床位　　　(7)其他

12. 过去 12 个月内,您是否因病伤住过医院?

    (1)是　　　(2)否

13. 如有住院,住了_____次?

14. 您是在下列的哪类医疗机构住院的?

    (1)卫生院或卫生服务中心　　(2)县/区级医院

    (3)省/市级医院　　　　(4)其他

六、心理压力及生活满意度

1. 下面我们将询问近一个月您对某些事情的感受和想法,回答时只需尽快给出一个合乎实际的估计。请在下面每个问题的五个选择项中选择一项作为您的回答,并在相应空格处打"√"。

	从来没有	极少有	有时有	经常有	很多时候
(1)为一些预料之外事情的发生而感到不安					
(2)感觉到不能控制生活中的重要事情					

续表

	从来没有	极少有	有时有	经常有	很多时候
(3)感觉到紧张和压力					
(4)能成功处理生活中令人烦恼的事情					
(5)感觉到能有效地处理生活中发生的重要变化					
(6)感觉到有信心能够处理好自己的问题					
(7)感觉到事情在按照自己的意愿发展					
(8)发现不能完成自己所必须要做的事情					
(9)能够解决生活中令人不快的事情					
(10)感觉到能够控制自己生活中的事情					
(11)为发生了一些无法控制的事情而感到气愤					
(12)发觉自己在惦记着一些必须要完成的事情					
(13)感觉到能够控制如何使用自己的时间					
(14)感觉到问题在不断积累而不能得到解决					

2. 对当前工作的满意度情况（在业者填写,请在相应的空格处打"√"）

	非常满意	满意	一般	不满意	非常不满意
(1)您对工作单位满意吗?					
(2)您对工作环境满意吗?					
(3)您对收入福利满意吗?					
(4)您对工作发展前景满意吗?					

3. 您对当前的家庭环境满意吗?
   (1)非常满意　　　　　(2)满意　　　　　　(3)一般
   (4)不满意　　　　　　(5)非常不满意

4. 您对当前的人际关系满意吗?
   (1)非常满意　　　　　(2)满意　　　　　　(3)一般
   (4)不满意　　　　　　(5)非常不满意

5. 总体上,您对当前的生活满意吗?
   (1)非常满意　　　　　(2)满意　　　　　　(3)一般
   (4)不满意　　　　　　(5)非常不满意

索　引